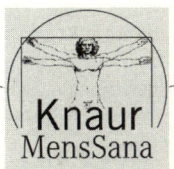

Knaur
MensSana

Über die Autorin:

Gisa Bührer-Lucke war über viele Jahre als Ressortleiterin für Medizin bei einer großen Frauenzeitschrift tätig und gründete vor einigen Jahren ein eigenes Pressebüro.

Gisa Bührer-Lucke

Wechseljahre
ohne Hormone

Natürliche Alternativen

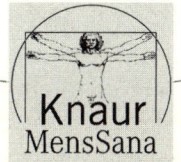

Besuchen Sie uns im Internet: www.droemer-knaur.de
Alle Titel aus dem Bereich MensSana finden Sie im Internet unter
www.knaur-mens-sana.de

Vollständige Taschenbuchausgabe Februar 2008
Knaur Taschenbuch. Ein Unternehmen der Droemerschen Verlagsanstalt
Th. Knaur Nachf. GmbH & Co. KG, München
Copyright © 2004 Orlanda Frauenverlag GmbH, Berlin
Umschlaggestaltung: ZERO Werbeagentur, München
Umschlagabbildung: mauritius images
Satz: Pinkuin Satz und Datentechnik, Berlin
Druck und Bindung: Clausen & Bosse, Leck
Printed in Germany
ISBN 978-3-426-87347-2

2 4 5 3 1

Inhalt

Vorwort

Hormone halten jung, attraktiv und weiblich. Hormone schützen vor Alzheimer und Osteoporose, Hormone bewahren vor dem Tal der Depressionen, Hormone verhindern Arterienverkalkung und sexuelles Desinteresse. Hormone halten die Haut geschmeidig und glatt. Hormone schenken immerwährende Jugendlichkeit und Attraktivität. Hormone sind schlicht unverzichtbar. Und wenn die körpereigene Produktion nachlässt, was liegt da näher, als sich aus der pharmazeutischen Schublade Nachschub zu holen? Dumm, wer darauf verzichtet. Gefährlich oder bedenklich kann es schließlich nicht sein, werden die Hormone doch von Ärzten und Ärztinnen verordnet, ja sogar in den höchsten Tönen angepriesen. Und werden sie doch auch von Ärztinnen selbst und den Ehefrauen von Ärzten genommen. Hormone sind die wahren Helfer im klimakterischen Alltag. Und Ärzte und Ärztinnen können doch nicht irren – oder ...?

Doch, können sie ... und inzwischen hat das Lobpreisen ein jähes Ende gefunden. Nach dem Bekanntwerden der Ergebnisse zweier Studien aus den USA und England, die sämtliche Erwartungen und Hoffnungen, die man bislang in die Hormonersatztherapie setzte, letztlich auf den Kopf stellen, sind viele Ärzte und Ärztinnen sehr still geworden, manche unbelehrbar geblieben, das Gros jedoch agiert zumindest vorsichtig. Und diese Vorsicht sollten in verstärktem Maße auch die Frauen selbst walten lassen. Denn es kann nicht angehen, dass ausgerechnet

Frauen, die sich weitaus mehr um ihre Gesundheit kümmern als Männer, von eben jenen ab einem bestimmten Alter zu einem behandlungsbedürftigen Wesen gestempelt werden.

Die Wechseljahre sind keine Krankheit, daher besteht grundsätzlich kein Anlass, sich einer Medikation zu unterziehen. Auch wenn es Ärzte und Pharmaunternehmen gibt, die das Klimakterium gerne als Mangelzustand und damit therapiebedürftig ansehen, sollte das uns Frauen nicht beeindrucken. Jede Frau ist in der Lage, zu sehen, zu spüren und zu entscheiden, ob die Beschwerden, die sie hat, behandelt werden müssen. Und wenn ja, ob diese Behandlung tatsächlich mit Hormonen geschehen sollte – oder ob es nicht doch einen Weg ohne künstliche Hormone durch die Wechseljahre gibt. Diesen Weg gibt es.

Die gravierenden gesundheitlichen Risiken, die die amerikanische Studie *Women's Health Initiative* (WHI) offenlegte, lässt die Hormontherapie weltweit in einem neuen Licht erscheinen: Die Einnahme künstlicher Hormone begünstigt Brustkrebs, Thrombosen, Schlaganfälle und Herzinfarkte. Der Schutz vor Osteoporose wird mit dem Risiko erkauft, an Krebs zu erkranken. Die WHI-Studie ist die bislang größte Studie dieser Art. Teil eins der Studie mit Frauen, die ein Kombinationspräparat aus Östrogen und Gestagen erhielten, wurde allerdings vorzeitig abgebrochen, um die über 16 000 Studienteilnehmerinnen nicht weiter zu gefährden. Zwei Jahre später, im März 2004, wurde auch der zweite Teil vorzeitig beendet. Diese Studie erfasste Frauen ohne Gebärmutter, die nur mit Östrogenen behandelt wurden. In dieser Gruppe zeigte sich ein vermehrtes Auftreten von Schlaganfällen und tiefen Beinthrombosen.

Ergänzt und bestätigt wurden die amerikanischen Ergebnisse durch die *Million Women Study* (MWS), eine in Großbritannien durchgeführte Untersuchung, die der Hormonersatztherapie ebenfalls schlechte Noten gab. Auch die Behauptungen der Pharmaindustrie, Hormone verzögerten das Alter und wirkten sich positiv auf die Haut aus, entpuppten sich als Luftblase. Der Mensch an sich altert, und daran können auch Hormone nichts ändern.

Bestimmte Hormontabletten sollten Frauen auch wegen massiver Verletzungen des Tierschutzes nicht einnehmen: Ausgerechnet die in Deutschland am häufigsten verordnete Hormonpille *Presomen* (in den USA unter dem Namen Premarin verkauft) und das Hormonpräparat *Climopax* werden unter immensem Tierleid hergestellt. Rund 75 000 Stuten in Amerika und Kanada müssen jahrein, jahraus reglos in engen Ständern verharren, damit ihnen zur Östrogengewinnung Urin abgezapft werden kann. Sie werden nur mangelhaft getränkt, weil sich dadurch die Östrogenkonzentration im Urin erhöht. Eine tierärztliche Versorgung findet nicht statt. Ihre Fohlen erwartet kein besseres Schicksal. Entweder sie werden ebenfalls zur Uringewinnung missbraucht oder sie kommen in die Schlachthöfe.

Ein trauriges Kapitel, und viele Frauen, denen ich im Rahmen meiner Recherchen davon erzählt habe, waren, als sie davon hörten, entsetzt und sofort bereit, auf die Einnahme dieser Präparate zu verzichten. Es ist überhaupt nicht notwendig, dass Stuten für die Östrogengewinnung leiden. Wer Hormone nehmen will oder muss, kann ohne Probleme auf synthetische, oder noch besser, pflanzliche Hormone zurückgreifen. Hinzu kommt, dass Pferde-Östrogene nicht den weiblichen Östrogenen entsprechen, demnach vom Körper als fremde Stoffe eingestuft werden. Wie die sich gesundheitlich auswirken, ob sie möglicherweise sogar krebserzeugend sind, ist bis heute noch nicht geklärt.

Es gibt also genügend Gründe ohne Hormonpräparate durch die Wechseljahre zu gehen. Über die Wege will dieses Buch informieren.

KAPITEL 1

Das Klimakterium ist keine Krankheit

Eines steht unumstößlich fest: In die Wechseljahre kommt jede Frau (und jeder Mann). Das ist aber auch schon die einzige gesicherte Erkenntnis. Auch wenn wir Frauen alle diese Phase durchmachen, erlebt sie doch jede von uns ganz individuell. Statistisch betrachtet geht man davon aus, dass ein Drittel der Frauen diesen Wechsel ohne nennenswerte Beschwerden durchschreitet, ein Drittel leichte Irritationen bemerkt und ein Drittel über starke Beschwerden klagt.

In den 1980er und 1990er Jahren haben sich Frauenärzte/innen und Endokrinologen/innen (Hormonspezialisten) geradezu behandlungshungrig auf jede Frau gestürzt, die in der Nähe von Wechseljahren einzustufen war. Keine Frau sollte unnötig leiden, jede sollte in den Genuss einer Hormonersatztherapie (kurz »HET« oder nach dem englischen Begriff *Hormone Replacement Therapy* auch »HRT« genannt) kommen. Sicherlich geschah das in vielen Fällen in gutem medizinischen Glauben. Erstens, um klimakterische Beschwerden zu beseitigen, und zweitens, um Herz, Hirn und Knochen vor Zerfall und Krankheit zu schützen. Zumindest hatte man an diese Wirkung lange Zeit geglaubt. Es waren also weitgehend medizinische Aspekte, die Gynäkologen und Gynäkologinnen großzügig zum Rezeptblock greifen ließen (manche tun es leider auch heute noch): Wechseljahre

= Hormondefizit = Therapiebedarf. Damit rückte das Klimakterium eng an eine Pathologisierung heran, an eine behandlungsbedürftige Erkrankung. An dieser Stelle sind wir beim wichtigsten Punkt überhaupt angelangt: Das Klimakterium ist selbstverständlich keine Krankheit, sondern ein völlig natürlicher biologischer Vorgang im Verlauf unseres Lebens. Doch wenn den Frauen lange genug eingeredet wird, dass ihnen etwas fehlt, wird das schon irgendwann auf fruchtbaren Boden fallen. Und bei zu vielen Frauen ging diese Rechnung auf. Sie verloren aus den Augen, dass Körper und Geist im Lauf unseres Lebens Veränderungen unterworfen sind.

Der letzte große physische und psychische Umbruch findet in den Wechseljahren statt. In einer vom Jugendwahn besessenen Gesellschaft ist allein schon der Begriff Wechseljahre mit allerlei Makeln behaftet. Denn in den Wechseljahren zu sein, bedeutet natürlich, älter zu werden. Aber das Älterwerden passt nicht in das Bild unserer Spaßgesellschaft. Da hat man jung, attraktiv und hip zu sein. Der Gebrauch von Schlagworten wie »Anti-Aging« hat inflationäre Ausmaße angenommen. Auf diesen Zug sprangen zunehmend und ungeniert auch Mediziner/innen auf und verordneten ihren Patientinnen begeistert jene Hormone, die zum Synonym für Jugendlichkeit geworden sind.

Vor allem in den 1990er Jahren gerieten diese Substanzen bedenklich in die Nähe von Lifestyle-Präparaten. Frauen, die sich auch nur ansatzweise unwohl in ihrer Haut fühlten, waren potenzielle Kandidatinnen für die Hormonersatztherapie. 1043 Millionen Hormon-Tagesdosen wurden im Jahr 1999 verschrieben – das war der absolute Spitzensatz. Diese Praxis hat sich glücklicherweise geändert. Im Jahre 2003 lag die Tagesdosis »nur« noch bei 726 Millionen. Immer noch zu viel, in Anbetracht der Studienergebnisse zur Hormonersatztherapie.

KAPITEL 2

Der Siegeszug der Hormonersatztherapie

Allzu lange schienen Hormone die Antwort auf nahezu alles zu sein: Depressionen, Falten, schütteres Haar und Cellulite, gegen Knochenschwund, Altersdemenz, Herz-Kreislauf-Erkrankungen, Hitzewallungen etc. ... Hormone galten als »Jungbrunnen« und »Wundermedizin« schlechthin. Dass bereits in den 1970er Jahren zwei Studien vorlagen, in denen nachgewiesen wurde, dass Östrogene das Risiko erhöhen, an Gebärmutter- und Brustkrebs zu erkranken, wurde elegant »übersehen«. Zu stark war damals noch der Einfluss eines Amerikaners namens Dr. Robert A. Wilson. Der Frauenarzt aus New York schrieb 1966 ein Buch mit dem Originaltitel *Feminine Forever* (direkt übersetzt »Für immer weiblich«). Auf deutsch erschien das Werk unter dem Titel *Die vollkommene Frau*. Dieses Buch wurde zur Hormonbibel für Leserinnen und Ärzte/innen gleichermaßen. Die aus dem Harn tragender Stuten gewonnenen Östrogene – dazu später mehr – gerieten zur Wunderdroge gegen die »Krankheit Wechseljahre«. Denn Wilson ließ keinen Zweifel daran, dass er das Klimakterium als Krankheit ansah: »Die medizinische Statistik kann niemals das Elend erfassen, in das ganze Familien durch die Wechseljahre der Hausfrau gestürzt werden. (...) Aber die Natur spielt ihr einen bösen Streich. In ihren besten Jahren wird sie vom Klimakterium überfallen. Die Zeit ihrer Weiblichkeit ist vorbei.«

Diesen Zustand wollte Wilson zugunsten der Frauen beenden. Er verordnete jene Hormone, die seiner Ansicht nach fehlten, und wollte damit verhindern, dass aus netten Frauen plötzlich »entsexte, bissige, spitzzüngige Karikaturen ihres früheren Selbst« wurden. Aus heutiger Sicht mag man seine fehlgeleitete Einschätzung vielleicht belächeln, doch damals nahmen die Frauen seine Aussagen ernst und liefen in Scharen in seine Praxis. 5000 Frauen, sagt Wilson stolz in seinem Buch, habe er in seinen 40 Berufsjahren mit Östrogenen behandelt, damit sie »weiblich« blieben. Er verglich übrigens die Hormongabe mit der Insulinspritze, die Diabetiker/innen das fehlende Insulin ersetzt – ein Vergleich, den selbst heute noch Frauenärzte in aller Öffentlichkeit heranziehen.

Hormonpräparate gab es schon zu Beginn des 20. Jahrhunderts. Um 1910 wurden Frauen, die an Wechseljahrbeschwerden litten, Hormonpillen verschrieben, die Östrogene von Schweinen enthielten. Anfang der 1940er Jahre entdeckte die Wissenschaft Östrogene im Harn schwangerer Stuten, woraus die amerikanische Firma Wyeth Ayerst das Hormonpräparat *Premarin* (*Pre*gnant *Ma*res' *Ur*ine, deutsch: Urin schwangerer Stuten) entwickelte und es 1942 auf den Markt brachte. Doch erst mit der Veröffentlichung des Buches von Wilson im Jahr 1966 traten die Hormonersatzpräparate jenen unglaublichen Siegeszug an, der nur noch mit dem des Penicillins vergleichbar ist.
Der Verkauf dieser Hormonpräparate nahm weltweit ungeheure Ausmaße an. Und nicht nur das. Die Überzeugung, dass die Wechseljahre eine Behandlung erforderlich machen, zog ungeahnte Kreise. Selbst die an sich kritische Weltgesundheitsorganisation (WHO) hievte 1981 das Klimakterium in den Status einer Östrogendefizitkrankheit. Die Folgen dieses Hormonwahns haben wir Frauen heute auszubaden.
Dass Wilson für sein Buch von der amerikanischen Pharma-

firma Wyeth Ayerst bezahlt, dass seine Lesungen vor Frauengruppen von derselben Firma üppig honoriert wurden, kam erst spät an das Licht der Öffentlichkeit. Wilsons Sohn Ron war es, der das Treiben seines Vaters und des Pharmaunternehmens im Jahre 2002 publik machte, nachdem er von den aufrüttelnden Studienergebnissen der *Women's Health Initiative* (WHI) erfahren hatte.

Was Ron Wilson in Interviews preisgab, geriet, zumindest in Amerika, zur Sensation. Der 69-Jährige berichtet in einem Interview in der US-amerikanischen Zeitung *The Star-Ledger* vom 13. Juli 2002, dass er an der Arbeit seines Vaters zunächst keinerlei Interesse gehabt hatte. Das änderte sich erst, als dieser 1981 starb und seine Mutter kurze Zeit später an Krebs erkrankte. Sie vertraute ihrem Sohn an, dass sie schon einmal Krebs hatte und dass die Krankheit wieder ausgebrochen sei. Ron musste erfahren, dass seine Mutter, die, wie die Patientinnen ihres Mannes auch, Östrogene schluckte, schon vor Jahren eine Brustamputation über sich ergehen lassen musste. Das ganze wurde jedoch streng geheim gehalten – er vermutet, auf Drängen des Pharmaunternehmens –, damit der Ruf seines Vaters keinen Schaden nahm. Ron Wilson: »Wenn jemals herausgekommen wäre, dass Dr. Wilsons Ehefrau Krebs hat, wäre die Hormontherapie sofort aus dem Rennen gewesen. Er hat sich schuldig gemacht, denn er wollte sie als leuchtendes Beispiel darstellen.« Wilson glaubt außerdem, dass sein Vater wusste, dass die Hormontabletten für Frauen gefährlich sind, diese Erkenntnis aber für sich behielt. Seine Mutter erzählte ihm: »Dad war keiner, der nicht auch bereit war, Zahlen und Fakten hier und da zu ändern.« Ron Wilson betont, dass er an dieser Aussage keine Zweifel habe, wenn auch keine Beweise für ihre Richtigkeit. Denn die gesamten Bürounterlagen seines Vaters hatten er und seine Mutter schon vor Jahren in den Reißwolf gegeben, weil niemand Interesse daran hatte, auch er nicht. »Das ist schade, denn ich bin überzeugt, dass man eine Menge Dinge gefunden hätte, die heute von großem Interesse wären«, bedauert er. Wilson, ein aktiver Tierschützer, weiß um den Missbrauch der Stuten, die zur Östrogengewinnung herhalten, und prangert ihn öffentlich an. Er hofft, dass die Nachfrage jetzt, da immer mehr Frauen davon erfahren, schwindet.

Vertreter des Pharmaunternehmens Wyeth Ayerst – heute heißt es nur noch Wyeth – erklärten auf eine Anfrage hin, dass ihnen das Buch von Robert Wilson natürlich bekannt sei, unbekannt sei ihnen allerdings, dass von Seiten des Pharmaunternehmens irgendeine Unterstützung an Dr. Wilson geflossen sei. Dass die Firma Wyeth zwischenzeitlich zum größten Hormonhersteller der Welt geworden ist, sei nur am Rande erwähnt.

Das Pharmaunternehmen wirbt folgendermaßen auf seiner Internetseite: »Wyeth ist der Pionier auf dem Gebiet der Hormonersatztherapie und führte das weltweit erste natürlich konjugierte Östrogenprodukt ein.« Das ist in der Tat richtig. *Premarin* ist das älteste Hormonprodukt von Wyeth und seit rund 60 Jahren auf dem Markt. Es wird in den USA am häufigsten verordnet und gehört zur Gruppe der sogenannten »konjugierten equinen Östrogene«. Das gleiche Präparat heißt auf dem deutschen Markt *Presomen* und ist hierzulande ebenfalls Spitzenreiter unter den verkauften Hormonpräparaten. Bis 1996 wurde *Presomen* von der Pharmafirma Kali-Chemie vertrieben, dann ging dieses Unternehmen im Pharmabetrieb Solvay Arzneimittel GmbH auf, der es seither auf den Markt bringt. Rund eine Million Frauen nehmen in Deutschland dieses Präparat, vermutlich ohne die leiseste Ahnung zu haben, unter welchen Bedingungen es hergestellt wird. Selbstverständlich findet sich zu diesem Thema auf den Internetseiten der amerikanischen und deutschen Pharmaunternehmen kein Wort.

Doch *Presomen* von Solvay tummelt sich nicht alleine auf dem deutschen Markt. Die amerikanische Mutterfirma Wyeth hat einen deutschen Ableger, die Wyeth Pharma GmbH in Münster, die das Hormonpräparat *Climopax* vertreibt, ein Medikament, das genau wie *Premarin* und *Presomen* aus Stutenharn hergestellt wird.

Zunächst klingt der Begriff »konjugierte equine Östrogene« recht harmlos. »Konjugiert« bedeutet, dass die Östrogene mit Schwefel- und Glukoronsäure gekoppelt werden und dadurch wasserlöslich sind. »Equin« (von lat. »equus« = Pferd) bedeutet, wie Sie schon wissen, dass die Östrogene aus dem Harn tragender Stuten gewonnen sind. Wenn man hinter die Kulissen schaut, sieht man, dass die Produktion dieser Östrogene mit unsäglichem Leid und dem Tod Zehntausender Pferde jährlich verknüpft ist.

Östrogengewinnung aus Stuten-Urin

Um die erforderlichen Urinmengen zu gewinnen, hält die Pharmaindustrie pro Jahr etwa 75 000 tragende Stuten gefangen. Sie leben zusammengepfercht in rund 480 Tierfabriken, den sogenannten PMU-Farmen in Kanada und in den USA. Da nur der Östrogengehalt im Urin schwangerer Stuten zu verwenden ist, werden die Stuten laufend gedeckt. Sie verbringen ihr gesamtes Leben angebunden in engen Ständern, die nichts mit einer normalen Pferdebox zu tun haben. Die Enge dieser Ständer erlaubt den Tieren kaum einen Schritt vor oder zurück, von einem Hinlegen kann gar nicht erst die Rede sein. Die Pferde stehen auf dem blanken Boden, ohne Stroh; Tageslicht bekommen sie nie zu sehen. Den Stuten wird eine Art Beutel umgeschnallt, in dem der Urin gesammelt wird. Der ständige Kontakt mit diesen Beuteln führt häufig zu Entzündungen. Damit der Harn möglichst konzentriert, also mit viel Östrogen angereichert ist, dürfen die Stuten nur wenig trinken.

Sind die Fohlen dieser Stuten auf der Welt, erwartet den überwiegenden Teil der weiblichen Tiere das gleiche Schicksal. Manche werden den Müttern sofort weggenommen und geschlachtet, manche werden im Alter von drei Monaten von den Müttern getrennt – immer noch etwa vier Monate zu früh. Im Alter von zwei Jahren werden die jungen Stuten ebenfalls zur Harngewinnung gedeckt und in die engen Ständer gezwängt. In freier Natur laufen Fohlen normalerweise bis zu acht Monaten mit ihren Müttern und werden auch noch gesäugt.

Eine kanadische Untersuchung hat ergeben, dass von den jährlich schätzungsweise 45000 Fohlen nur zirka 22 Prozent überleben. Die anderen schaffen es nicht, weil sich niemand um sie kümmert: Sie werden nicht ausreichend gefüttert, sind Wind und Wetter ausgesetzt, Verletzungen werden nicht versorgt. Und die, die überleben, werden auf eine oft lange, qualvolle Reise geschickt. Ihr Ziel sind große Mästanlagen, sie werden meist noch vor ihrem ersten Geburtstag geschlachtet. Das Fleisch wird nach Asien und Europa exportiert.

Einige Großpferde bleiben in Kanada, bis sie zwei Jahre alt sind und werden dann lebend auf dem Schiffsweg nach Japan verfrachtet, um dort geschlachtet zu werden.

Die Mehrheit der PMU-Farmen befindet sich in Kanada, in Manitoba und North Dakota. Obwohl internationale Tierschutzorganisationen wie die PeTA (*People for the ethical Treatment of Animals*) und *WSPA* (*World Society for the Protection of Animals*) aktiv geworden sind, hat sich bis heute nicht sehr viel geändert. Die WSPA hat bei Inspektionen über die Mängel öffentlich berichtet und dabei auch festgestellt, dass kranke Stuten nicht versorgt werden – sie werden etwa bei Verletzungen wie offenen Wunden oder gebrochenen Gliedmaßen, einfach stehen gelassen, bis sie elendig zugrunde gehen. Daraufhin hat zwar das verantwortliche Pharmaunternehmen Wyeth, das *Premarin* herstellt, einige Verbesserungen für die Pferdehaltung angeordnet, doch diese optionalen Richtlinien sind in keiner Hinsicht ausreichend, um den Tieren ein artgerechtes Leben zu ermöglichen. Außerdem krankt es an der Umsetzung und das Pharmaunternehmen mauert genauso wie die Bauern, die diese Pferde halten. Von Letzteren ist erst recht keine Unterstützung zu erwarten, da das ihr einziger Broterwerb ist. Tierschutz und artgerechte Tierhaltung interessieren sie nicht. Es müsste also das Pharmaunternehmen dafür Sorge tragen, dass sich etwas ändert. Doch eine artgerechte Pferdehaltung würde mehr Kosten nach sich ziehen. Und mehr Kosten bedeuten weniger Profit für den Pharmariesen. Dann sind es am Ende des Jahres vielleicht nicht mehr 5 Milliarden Dollar, sondern »nur« noch 4,85 Milliarden. Das ist natürlich ein erfundenes Rechenbeispiel, nur um zu verdeutlichen, dass es hier nur um eines geht, um Geld, um sehr viel Geld.

Es ist also weiterhin schlecht bestellt um diese Pferde, die ihr Leben unter katastrophalen Bedingungen in engen Ständern verbringen müssen. Pferde sind Bewegungstiere und wer sie jemals über eine Wiese galoppieren sah, bekommt vielleicht eine Vorstellung davon, was die Stuten im »Namen des Geldes« durchleiden.

Es liegt letztlich in der Hand des Verbrauchers, also in Ihrer, den erbärmlichen Zustand dieser Tiere zu beenden. Denn Sie entscheiden darüber, welches Produkt Sie kaufen. Häufig wissen auch die Gynäkologen/innen nichts darüber, unter welchen Umständen diese Hormontabletten produziert werden, denn der Pharmavertreter wird sich hüten, etwas darüber verlauten zu lassen. Je aufgeklärter und bestimmter Sie als Patientin auftreten, desto geringer ist die Chance, dass solche Hormontabletten weiterhin einen Absatzmarkt haben.

Ich weiß, dass inzwischen immer mehr Menschen großen Wert darauf legen, Medikamente und kosmetische Präparate zu kaufen, die nicht in Tierversuchen getestet wurden. Und ich kann mir gut vorstellen, dass Frauen, die erfahren, wie ihre Hormontabletten hergestellt werden, auf diese Präparate verzichten. Denn es ist ja nicht so, als gäbe es keine Alternativen. Östrogene werden selbstverständlich auch synthetisch hergestellt. Es bedarf also keiner Tierquälerei. Wenn Sie mehr über diesen eklatanten Tiermissbrauch erfahren möchten, finden Sie im Anhang Internet-Adressen zum Thema.

Zudem gibt es gegenüber den equinen Östrogenen schon seit Jahren gesundheitliche Bedenken. Dr. Susan Love schrieb bereits 1997 in *Das Hormonbuch* darüber. Die Ärztin, die unter anderem einen Lehrstuhl für Frauengesundheit an der University of California in Los Angeles innehat, macht darauf aufmerksam, dass das Mittel zwei Pferde-Östrogene enthält, die im menschlichen Organismus nicht vorkommen. Damit werden aber die üblichen Estradiolspiegel (Estradiol gehört zur Gruppe der Östrogene) im Körper der Frau weit überschritten. Welche Auswirkungen das hat, weiß bislang kein Mensch, denn es fehlen wissenschaftliche Untersuchungen. Und die Pharmahersteller bleiben jegliche Antwort schuldig. Bestätigung findet Loves Kritik inzwischen von zwei Pharmaforschern von der Universität Tübingen. Alfred Mueck und Theodor Lippert weisen in einem *Spiegel*-Artikel aus dem Jahre 2001 darauf hin, dass im Pferde-Urin Substanzen enthalten sind – sie sprechen sogar von zehn –, deren Eigenschaften und Reaktionen im weiblichen Körper keineswegs aufgeklärt sind. Eine krebserzeugende Wirkung, wie sie Susan Love bereits beschrieben hatte, schließen auch sie nicht vollständig aus.

Doch all das ficht die Pharmaunternehmen nicht an. Verschleiern ist Programm. Und mit konkreten Antworten auf konkrete Fragen tun sie sich grundsätzlich schwer.

Hier ein kleines Beispiel von der Internetseite des Pharmaunternehmens Wyeth-Lederle in Österreich. Unter der Rubrik FAQ (Frequently asked questions = häufig gestellte Fragen) ist Folgendes zu lesen:

Frage:

»Erhöht die Hormonersatztherapie das Risiko, an Brustkrebs zu erkranken?«

Antwort:

»In der Hormonersatztherapie werden heute nur mehr sehr geringe Mengen von Östrogen verwendet. Regelmäßige Brustuntersuchungen durch den Arzt und Selbstuntersuchung der Brust sollten alle Frauen durchführen, auch diejenigen, die sich einer Östrogentherapie unterziehen.«

Was sollen Frauen mit so einer Antwort anfangen? Ja, richtig, in die Mülltonne damit. Wie mit solchen sehr ernsten Fragen von Frauen umgegangen wird, wirft ein beredtes Licht auf die Pharmaindustrie. Ganz offensichtlich ist den Pharmaunternehmen, die Hormonpräparate herstellen, nicht im Entferntesten daran gelegen, auf eventuelle Gefahren konkret hinzuweisen. Auf der Website der Wyeth Pharma GmbH in Münster steht kein Wort zu den beiden Studien, geschweige denn zu den Risiken der Hormontherapie. Die Novo Nordisk Pharma GmbH »überarbeitet« seit Monaten ihre Seite »Klimakterium«, so dass Sie als Patientin überhaupt keine Information bekommen. Ebenso verfährt Jenapharm GmbH & Co. KG, die ihre Seite »Wechseljahre der Frau« auch schon seit längerem »überarbeitet«. Ebenfalls kein Wort zur Studie auf der Seite von Schering Deutschland GmbH, dort wird stattdessen in blumigen Worten für ein neues Hormonersatzpräparat geworben. Umfangreicher dagegen die Informationen beim Pharmaunternehmen Solvay Hannover. Allerdings wird auch hier die neue WHI-Studie mit keiner Silbe erwähnt, das Brustkrebsrisiko wird klein geredet und als Falschinformation dargestellt. Und das alles auf dem Stand Februar

2004, rund zwei Jahre nach der Bekanntmachung der Studienergebnisse aus den USA.

Es liegt also an uns Frauen, ob wir uns weiterhin von einer von Männern dominierten Medizinwelt sagen lassen, was wir wann zu schlucken haben. Oder ob wir, die wir unseren Körper besser kennen als irgendjemand sonst, selbst bestimmen, was wir benötigen.

KAPITEL 3

Die Hormonersatztherapie im freien Fall

D ie Studien aus den USA und Großbritannien, deren Ergeb-nisse 2002, 2003 und jetzt auch noch 2004 mit dem Abbruch des zweiten Studienteils einen richtiggehenden Schock auslösten, brachten letztlich die Hormonersatztherapie zu Fall. Die Resultate dieser Studien führten weltweit bei den Frauen – aber auch bei den Ärzten/innen – zu einer tiefen Verunsicherung. Die gestern noch hochgelobten Hormone wurden fast über Nacht fallengelassen wie die buchstäblich heiße Kartoffel. Statt der stets erhofften und auch als sicher verkauften positiven Wirkungen, gab es plötzlich nur noch Negativ-Schlagzeilen: Unter der Hormontherapie erhöht sich die Brustkrebsgefahr, sie beschert uns mehr Herzinfarkte und Schlaganfälle, mehr Thrombosen und Thromboembolien. Das Gesundheitsrisiko ist so groß, dass beide Untersuchungsarme der US-amerikanischen Studie *Women's Health Initiative* (WHI) vorzeitig abgebrochen wurden, um die teilnehmenden Frauen nicht weiter zu gefährden. Und bei Studienabbrüchen schrillen die Alarmglocken auf höchster Stufe. Auch die pro-tektive Wirkung von Östrogenen und Gestagenen im Bezug auf die Osteoporose ist stark ins Zwielicht geraten. Unbestrit-ten bleibt aber, dass sich vor allem die Hitzewallungen, die als klassisches Wechseljahrssymptom gelten, unter Hormon-einfluss lindern lassen. Dennoch ist die Hormonersatztherapie aufgrund der jetzt bekannten Tatsachen auf dem Weg, ein Auslaufmodell zu werden.

Das Studiendesaster aus den USA und Großbritannien

Bei den beiden Studien, die das Hormongebäude heftig ins Wanken brachten, handelt es sich, wie schon erwähnt, um die WHI, die *Women's Health Initiative* aus den USA und die *Million Women Study* aus Großbritannien. Die WHI ist die bislang größte Präventionsstudie, die zur langfristigen Hormonersatztherapie durchgeführt wurde.

Die amerikanische Untersuchung sollte eigentlich acht Jahre, noch mindestens bis 2006, andauern. 16 608 Frauen im Alter zwischen 50 und 79 Jahren nahmen daran teil. In dem festgelegten Zeitraum sollte geklärt werden, inwieweit Hormone vor Herz-Kreislauf-Erkrankungen und vor Osteoporose schützen. Ein Teil der Studie wurde im Mai 2002 nach fünfjähriger Dauer abgebrochen. Und zwar der Teil mit 8506 Frauen, die ein Kombipräparat genommen hatten, also eine Östrogen-Gestagen-Kombination. Die Vergleichsgruppe mit 8102 Frauen, bekam ein Placebo (Scheinmedikament). Grund für den Studienabbruch: Die in den USA verwendeten Kombi-Hormonpräparate schützen nicht nur überhaupt nicht vor Herz-Kreislauf-Erkrankungen, sondern erhöhen im Gegenteil das Risiko eines Herzinfarktes. Weiterhin zeigte sich ein deutlicher Anstieg von Brustkrebserkrankungen, Schlaganfällen, Beinvenen-Thrombosen und Lungenembolien. Außerdem wurde die Früherkennung von Brustkrebs erschwert, weil das Gewebe unter einer Hormontherapie röntgenologisch, also mittels Mammographie nicht transparent genug ist. Das heißt, Krebsknoten werden später entdeckt. Und wenn sie schließlich diagnostiziert wurden, waren sie bereits wesentlich weiter fortgeschritten und hatten häufiger schon Metastasen in den Lymphknoten gebildet. Gesunken war allein die Zahl der Darmkrebserkrankungen, es gab etwas weniger Hüftfrakturen und Wirbelkörperbrüche.

Hier die Studie in Zahlen:

Komplikationen	Gruppe mit 8506 Frauen, die eine Kombination aus Östrogenen und Gestagenen bekamen	Vergleichsgruppe mit 8102 Frauen, die ein Placebo einnahmen
Herzinfarkt	164	122
Schlaganfall	127	85
Beinvenen-Thrombose	115	52
Lungenembolie	70	31
Brustkrebs	168	124
Darmkrebs	45	87
Hüftfraktur	44	82
Wirbelkörperbruch	41	80

Ergebnisse des 1. Teils der WHI-Studie

Für manche mag das auf den ersten Blick vielleicht gar nicht so problematisch aussehen. Doch wenn das Ganze hochgerechnet wird, zeigt sich der kritischen Betrachterin schon ein anderes Bild. In der Bundesrepublik nehmen rund 4,5 Millionen Frauen während und nach den Wechseljahren Hormone ein. Rechnet man die amerikanischen Zahlen auf hiesige Verhältnisse hoch, dann kommen wir in Deutschland auf jeweils 3700 Brustkrebserkrankungen und Schlaganfälle zusätzlich pro Jahr, bei Herzinfarkten sind es 3200 und bei den Thrombosen sogar fast 8000 zusätzliche Krankheitsfälle pro Jahr.

Sie sehen, dass die Zahlen bei Darmkrebserkrankungen, bei Hüftfrakturen und Wirbelkörperbrüchen unter einer Hormontherapie rückläufig sind. Hier scheint eine Hormonbehandlung tatsächlich Wirkung zu zeigen. Dennoch scheint mir der Nutzen im Vergleich zu den anderen Risiken ungleich niedriger zu liegen. Dem Darmkrebs entgehen und stattdessen einen Brustkrebs entwickeln – welche Frau würde sich wohl so entscheiden?

Den zweiten Studienteil, der Frauen betrifft, denen man die Gebärmutter entfernt hatte und die mit reinen Östrogenpräparaten, also nur Östrogenen, behandelt wurden, brachen die Wissenschaftler im März 2004 ab. Ursprünglich sollte sie im März 2005 enden. An dieser Studie hatten insgesamt 10 739 Frauen im Alter zwischen 50 und 79 Jahren teilgenommen. Auch hier bestand die Gruppe aus zwei Teilen. Die eine erhielt konjugierte Östrogene (*Premarin*), die andere Placebos. Die Einnahmedauer lag bei knapp sieben Jahren. Grund für den Abbruch war die steigende Zahl von Schlaganfällen und tiefen Venenthrombosen im Bein. An Schlaganfällen gab es ein Plus von zwölf pro 10 000 Frauen im Jahr, bei den Thrombosen ein Plus von sechs zusätzlichen Fällen pro 10 000 Frauen im Jahr. Auch ein Anstieg von Lungenembolien war mit plus drei pro 10 000 Frauen im Jahr zu verzeichnen, was die Ärzte jedoch nicht als signifikant einstuften. Ein Einfluss der Hormone auf

Herz-Kreislauf-Erkrankungen wurde – weder im positiven noch negativen Sinne – nicht festgestellt. Es hat sich auch kein erhöhtes Risiko für Brustkrebs gezeigt. Eindeutig scheint auch bei diesem Studienzweig der positive Effekt von Östrogen auf die Knochen zu sein – es gab weniger Hüftfrakturen.

Schon der Abbruch des ersten Studienzweigs katapultierte die Hormonersatztherapie an den Rand des Abgrunds. Und während Mediziner/innen und betroffene Frauen noch versuchten, den Schock zu verarbeiten, folgte bereits der nächste, als die Ergebnisse der britischen *Million Women Study* die Auswertungen der WHI-Studie bestätigten. Das brachte das Hormonfass zum Überlaufen. Die Ergebnisse der Beobachtungsstudie in Großbritannien mit 1 084 110 Frauen wurden im August 2003 veröffentlicht. Diese Untersuchung umfasste 53 Prozent der englischen weiblichen Bevölkerung im Alter zwischen 50 und 64 Jahren. Ziel der Studie war es, den Einfluss der Hormontherapie auf das Brustkrebsrisiko zu untersuchen. Zu Beginn der Studie im Jahre 1996 hatte keine dieser Frauen eine Krebserkrankung, nach Abschluss wurde bei 9364 Frauen ein Mammakarzinom diagnostiziert, 637 Frauen starben an den Folgen des Brustkrebses.

Damit waren die englischen Ergebnisse mindestens ebenso niederschmetternd wie die aus den USA. Nach zehnjähriger Behandlung mit einer Östrogen-Gestagen-Kombination müssen von 1000 Frauen 18 bis 20 mit einer Brustkrebserkrankung rechnen. Bei einer Monotherapie ausschließlich mit Östrogenen (also bei Frauen ohne Gebärmutter) liegt die Zahl bei fünf Brustkrebserkrankungen nach zehn Jahren. Also deutlich niedriger als bei der Kombinationstherapie. Für England bedeutet das, dass rund 20 000 Brustkrebsfälle in den letzten zehn Jahren auf das Konto der Hormonersatztherapie gehen. Für Deutschland heißt das, dass jeder zehnte Brustkrebs mit einer Hormonbehandlung in Zusammenhang steht. Und nicht nur das. Auch der stets gepriesene wohltuende Effekt von Hormonpräparaten auf das allgemeine Wohlbefinden konnte schlicht nicht nachgewiesen werden.

Gleichzeitig ergab die britische Untersuchung, dass es bezüglich der Darreichungsform keine großen Unterschiede gibt. Unabhängig davon, ob die Hormone geschluckt, appliziert oder über Pflaster aufgetragen wurden, blieb das Risiko weitgehend gleich. Die einzige positive Nachricht: Nach dem Absetzen einer Hormonersatztherapie nimmt auch das Krebsrisiko wieder ab. Nach etwa fünf Jahren ist die Gefahr, ein hormonabhängiges Karzinom zu entwickeln auf das gleiche Niveau zurückgefallen, wie das von Frauen, die keinerlei Hormonpräparate einnehmen.

Erinnern möchte ich an eine Studie, die fast in Vergessenheit geraten ist und die bereits 1998 in der Fachzeitschrift JAMA – *Journal of the American Medical Association* publiziert wurde: die amerikanische *Heart and Estrogen/Progestin Replacement Study*, die HERS-Studie. Sie war die erste Langzeitstudie, die zeigte, dass Hormone keinerlei Nutzen bei der Vorbeugung einer Herzerkrankung haben. Im ersten Jahr der Untersuchung erhöhte sich das Risiko einer Herzerkrankung sogar um 50 Prozent. Die Nachfolgestudie HERS II wurde nach sieben Jahren abgebrochen, weil sich ebenfalls kein günstiger Effekt zeigte. Im Gegenteil stieg die Zahl von Thrombosen und Gallenblasenerkrankungen beträchtlich an. Dennoch erhöhte sich der Absatz der verordneten Hormonpräparate weiter und wir Frauen wurden weiterhin im Glauben gelassen, wir würden mit den Hormonen unserem Herzen etwas Gutes tun.

Erst jetzt, nach Abbruch von zwei Teilen der WHI-Studie, bahnt sich ein Wechsel an – wenn auch ein langsamer. Die Reaktionen auf die Studien aus den USA und England hatten in Deutschland orkanartige Ausmaße. Viele Hormonbefürworter/innen protestierten lautstark, dass diese Ergebnisse auf deutsche Verhältnisse nicht übertragbar seien, denn die Hormone seien den Frauen zu spät gegeben worden. Doch das entpuppte sich schnell als Scheinargument. Denn nachweislich bekamen die Frauen ihre Hormonpräparate zu Beginn menopausaler Beschwerden und damit wurde das Behandlungsschema ebenso gehandhabt wie in Deutschland. Andere argumentierten, dass bei der WHI-Studie in Amerika andere Präparate und Dosierungen verwendet worden seien als bei uns. Auch dieser Einwand steht auf wackeligen Beinen. Zwar ist es richtig, dass in Deutschland weitgehend andere Präparate verwendet werden: Aber es gibt auch andere Studien, wie etwa die amerikanische *Nurses' Health Study*, die seit 1976 läuft und eine Brustkrebssteigerung von 40 Prozent aufdeckte, bei der ebensolche Hormonpräparate eingesetzt wurden, wie sie in Deutschland verwendet werden. Im Bezug auf die englischen Ergebnisse konnte der Vorwurf erst recht nicht aufrechterhalten werden, da Präparate- und Anwendungsspektrum sehr ähnlich sind.

Nach Ansicht von Prof. Eberhard Greiser vom Bremer Institut für Präventionsforschung und Sozialmedizin (BiPS) ist die Gefahr in Deutschland im Vergleich zu den USA möglicherweise sogar noch höher, weil »bei uns viel stärker wirksame Substanzen verwendet werden«. Greiser weiß, wovon er spricht. Im Dezember 2000 hat sein Institut in Zusammenarbeit mit der AOK die sogenannte WIdO-/BiPS-Studie (WIdO = Wissenschaftliches Institut der AOK) vorgelegt, in der es um Nutzen und Risiken der Hormontherapie geht. Danach gibt es zur Vermeidung von Herzinfarkten, Schlaganfällen sowie zur Vorbeugung von Demenz und allgemeinen Alterungsprozessen durch pharmazeutische Hormone keinerlei wissenschaftliche Belege. Auf der Basis einer Modellrechnung gehen die Wissenschaftler von rund 5000 Brustkrebsfällen und 2000 Fällen von Gebärmutterkrebs pro Jahr aus, die auf das Konto der Hormontherapie gehen. Langfristige Studien wie die WHI in den USA liegen in Deutschland leider nicht vor. Unabhängig davon gab und gibt es viele Mediziner/innen, die schon seit Jahren vorsichtig und skeptisch im Umgang mit der Hormonersatztherapie gewesen sind. Diese sehen sich heute durch die Studienergebnisse bestätigt. Sie sind es auch, die völlig zu Recht auf die eigentliche Indikation der Hormonersatztherapie in Deutschland verweisen: starke Wechseljahrbeschwerden und stark erhöhtes Osteoporoserisiko. Denn tatsächlich sind bei uns Hormonprodukte nur zur Unterdrückung von Klimakteriumssymptomen wie Hitzewallungen, Schweißausbrüchen oder eben zur Verzögerung des Knochenabbaus zugelassen. Alles andere, wie »verbesserte Lebensqualität«, Verjüngung, Verhinderung von Schlaganfällen, Herzinfarkten oder Demenz ist Wunschdenken der Pharmaindustrie und gehört in das Reich der Träume. Mit Hormonen jung, gesund und schön bleiben – ein schönes Märchen, ohne das übliche Happy-End. Konträr zu diesem Wunschdenken zeigte sich jetzt in einer Nachstudie zur WHI, dass Frauen über 65, die mehr als vier Jahre eine Östrogen-Gestagen-Kombination einnehmen, ein doppelt erhöhtes Risiko haben, eine Demenz zu entwickeln. Eine weitere Niederlage für die Hormonersatztherapie.

Doch Zweifel an den »Wunderhormonen« wurden von den Pharmaunternehmen immer wieder geschickt vom Tisch gewischt. Sie wurden dabei immer noch von Berufsverbänden oder einzelnen Gynäkologen/innen unterstützt, die ihren Patientinnen die künstlichen Hormone oft kritiklos empfahlen.

Diese Verbändelung der Pharmaindustrie mit den Gynäkologen/innen, die munter Hormonprodukte verschreiben, ist Prof. Dr. Peter S. Schönhöfer ein Dorn im Auge. Schönhöfer ist Mitherausgeber des renommierten Fachdienstes »arzneitelegramm«, einer monatlich erscheinenden Zeitschrift, die sich kritisch mit Medikamenten, ihren Wirkungen und Nebenwirkungen auseinandersetzt. So rät er den Frauen im »arzneitelegramm« am 25. 8. 2003:

»Da auffällig häufig eine einseitige Bindung von Frauenärztin-
nen und Frauenärzten und ihrer Berufsverbände an die Marke-
ting-Informationen der Hersteller feststellbar ist, sollten Frauen
vor der Einnahme der Präparate auf jeden Fall den zusätzlichen
Rat ihres Hausarztes oder eines Internisten einholen.«
Nach Schönhöfers Ansicht hätte man das Ende der Hormonersatztherapie schon viel früher einläuten sollen. Ich finde seine
Stellungnahme zur Hormonersatztherapie so bemerkenswert,
dass ich sie Ihnen hier in Auszügen wörtlich wiedergebe:
»Die Hormonersatzbehandlung nach den Wechseljahren wird
Frauen seit mehr als 30 Jahren durch vollmundige Werbever-
sprechen der Hersteller und Behauptungen industriegläubiger
Frauenärzte und Experten nahegebracht. Landauf, landab lau-
tete die Botschaft:
›Hormone bessern nicht nur die typischen Beschwerden der
Wechseljahre, wie trockene und welke Haut, Haarausfall,
trockene und schmerzhafte Schleimhäute, Hitzewallungen,
Schweißausbrüche, Stimmungsschwankungen und Antriebs-
losigkeit. Sie erhalten Frauen nach den Wechseljahren auch
jung und leistungsfähig, aktiv und gesund. Sie schützen zudem
vor Beschwerden des Alters wie Gefäßverkalkungen, Herz-
infarkt und Schlaganfall, sowie vor schmerzhafter Knochen-
entkalkung (Osteoporose) und Knochenbrüchen. Frauen bleiben
so länger jung und vital und altern später, ihre Lebensqualität
steigt.‹
Diese günstigen Wirkungen der Hormone bei postmenopau-
salen Frauen wurden nie in klinischen Studien nachgewiesen.
Sie beruhen nur auf pseudowissenschaftlichem Gerede von
Werbeabteilungen und gekauften Experten auf Kongressen
und in der von der Pharmaindustrie korrumpierten ärztlichen
Fortbildung. Aber die Werbung war erfolgreich, denn bis
zum Abbruch der staatlich finanzierten US-amerikanischen
Sicherheitsstudie Womens' Health Initiative (WHI) durch die

Studienleitung im Juni 2002 sind in Deutschland jährlich etwa 4,5 Millionen Frauen in den Wechseljahren (mehr als jede 4. Frau im Alter über 50 Jahre) langfristig mit solchen Hormonpräparaten behandelt worden. In den USA mit der mehr als dreifach höheren Bevölkerung waren es dagegen nur 3,6 Millionen Frauen.«

Schönhöfers Fazit: *»Keines der Werbeversprechen stimmt. Hormone unterdrücken in den Wechseljahren zwar Beschwerden wie Schwitzen, Hitzewallungen oder Trockenheit von Haut und Schleimhäuten, aber sie verschieben sie nur. Bei Beendigung der Einnahme setzen die Beschwerden wieder ein.«*

Auf die Frage, was man Frauen raten kann, antwortet er: *»Der klare Rat wäre: Sofort aufzuhören! Wenn es sich um meine Angehörigen handelte, würde ich das so empfehlen.«*

Weshalb sollten Frauen überhaupt Hormone nehmen, fragte Prof. Steven R. Cummings, Mediziner, Epidemiologe und Biostatistiker an der Universität San Francisco in der angesehenen Fachzeitschrift JAMA (*Journal of the American Medical Association*): »Sie wirken gegen Hitzewallungen, gut. Aber ob sie auch noch irgendetwas anderes bewirken oder verhüten, ist überhaupt nicht klar.«

Von einem »großen, unkontrollierten Experiment«, sprach Prof. Dr. Ingrid Mühlhäuser – sie hat einen Lehrstuhl für Gesundheit in Hamburg – und bemängelte, dass »Frauen mit Medikamenten behandelt werden, ohne dass man weiß, was diese Medikamente langfristig machen«.

Ein Gynäkologe an der Berliner Charité, Universitätsklinikum Benjamin Franklin, der Hormonexperte Prof. Horst Lübbert, räumte nach Bekanntwerden der Studienergebnisse ein: »Wir waren entschieden zu optimistisch, was die Hormontherapie in den Wechseljahren betraf.« Und er gibt zu, dass es »Kraft kostet, seinen Patientinnen zu sagen, dass wir zu optimistisch waren«.

Nicht nur optimistisch, sondern auch entschieden leichtfertig. Wie viele Krebserkrankungen, Herzinfarkte, Schlaganfälle, Thrombosen hätten unter Umständen vermieden werden können, wenn die Ärzte zurückhaltender gehandelt hätten? Schätzungsweise werden über 10 Prozent aller Brustkrebs-Neuerkrankungen durch die Hormonersatztherapie ausgelöst. Wie viel Leid bliebe den betroffenen Frauen und ihren Angehörigen erspart und wie viel Kosten wären in unserem – eh schon maroden – Gesundheitswesen nicht angefallen, wenn Ärzte/innen nicht ganz so großzügig im Verschreiben von Pharma-Hormonen gewesen wären?

Seit November 2003 sind die Hersteller von Hormonpräparaten verpflichtet, die Beipackzettel um die Risiken von Brustkrebs, Herzinfarkt, Thrombosen und Eierstockkrebs zu ergänzen. Das ist auch notwendig. Denn Hormonpräparate werden vorerst noch nicht ganz von der Bildfläche verschwinden. Es gibt bei einigen wenigen Frauen dafür eine medizinische Indikation. Die Arzneimittelkommission der deutschen Ärzteschaft hat kurz nach Bekanntwerden der Studienergebnisse neue Empfehlungen aufgestellt und rät, nur bei wirklich sehr starken Beschwerden die Hormonersatztherapie anzuwenden. Es ist wichtig, in jedem Fall eine äußerst sorgfältige und individuelle Nutzen-Risiko-Abwägung vorzunehmen.

Welche Frau sollte Hormonpräparate einnehmen?

Spontan würde ich sagen, dass eigentlich keine Frau Hormone nehmen sollte. Aber es gibt einige Frauen, die sehr stark unter Wechseljahrbeschwerden leiden und dadurch ihren Alltag nicht mehr bewältigen oder ihren Beruf nicht mehr ordentlich ausüben können. Für sie wäre zumindest ein Teil der Wechseljahre eine Leidenszeit. So darf es natürlich nicht sein. Und es gibt Frauen, die hinsichtlich der Osteoporose familiär belastet sind. Darüber mehr in Kapitel 7 »Osteoporose – eine Krankheit mit Fragezeichen«. Dennoch, überlegen Sie lieber dreimal und holen Sie sich eine ärztliche Zweitmeinung, bevor Sie sich zu einer Hormonersatztherapie entschließen. Und wenn es denn sein muss, dann sollte die Dosierung so niedrig und die Dauer der Behandlung so kurz wie möglich sein. Zwischen drei und sechs Monaten können Sie eine Hormonersatztherapie durchführen, dann sollten Sie einen sogenannten Auslassversuch unternehmen, also ausprobieren, wie Sie wieder ohne Hormone zurechtkommen. Oft genügen nämlich schon kurzfristige Hormongaben, um eine gewisse Stabilität zurückzugewinnen.

Die Arzneimittelkommission der Deutschen Ärzteschaft hat im September 2003 eine Empfehlung zur Hormontherapie im Klimakterium vorgestellt. Danach gibt es eine enge Indikationsstellung, die Hitzewallungen und vaginale Atrophie (vaginale Trockenheit) beinhaltet. Die Hormontherapie soll so kurz wie möglich und mit der niedrigst wirksamen Dosierung erfolgen.

Die Diskussion um die Hormonersatztherapie hat viele Fragen aufgeworfen, die immer noch ungeklärt sind. Und jetzt bleiben die rund 4,5 Millionen Frauen, die Hormone eingenommen haben, weitgehend ohne Alternativen zurück. In den vergangenen Jahren wurde so sehr auf die »Wundermittel« gebaut, dass andere Möglichkeiten, wechseljahrbedingte Beschwerden zu behandeln, überhaupt nicht ernsthaft in Betracht gezogen wurden. Forschungen hierzu gab es nicht. Erst jetzt, wo das schöne Hormonkonstrukt wie ein Kartenhaus zusammenfällt, fängt die Wissenschaft an, nachzudenken, ob es zum Beispiel Möglichkeiten im pflanzlichen Bereich gibt. Daran zeigt sich übrigens auch, dass den Bedürfnissen der Frauen, die schon in der Vergangenheit eine Hormontherapie – aus welchen Gründen auch immer – abgelehnt haben, überhaupt nicht Rechnung getragen wurde.

Das ist an sich kein Wunder. Denn bei der Hormonersatztherapie sind handfeste ökonomische Interessen im Spiel. Jahr für Jahr werden in Deutschland rund 500 Millionen Euro für Hormonpräparate umgesetzt. Ein lukrativer Markt, auf den weder die Pharmaindustrie noch die niedergelassenen Gynäkologen/innen gerne verzichten möchten. Und dabei geht jeder mit seinem eigenen Zahlenmaterial hausieren, und die Zahlen gehen mit Sicherheit nicht zu Lasten des Hormonpräparates, das der Arzt verordnet.

Eine Patientin, die Hormone einnimmt, geht viermal im Jahr zu ihrer Frauenärztin oder ihrem Frauenarzt, um sich ein Rezept ausstellen zu lassen. Dann sollten sich Frauen, die Hormone einnehmen, auch noch zweimal jährlich untersuchen lassen. »Zur Sicherheit«. Wessen Sicherheit? Um sicherzustellen, dass die Hormone keine schädlichen Auswirkungen haben? Das stimmt aber nicht mit der Überzeugung der Ärzte/innen überein, dass Hormone nicht schädlich seien. Oder vielleicht eher doch, um die ökonomische Stabilität der Arztpraxis zu garantieren? Eine Patientin, die eine Hormonersatztherapie macht, ist auf jeden Fall eine sichere und dauerhafte Einnahmequelle.

Einige medizinische Zentren in Europa wollten in einer gemeinsamen Langzeituntersuchung die Wirkung von Hormonpräparaten erforschen. Bezeichnenderweise kam das Projekt nicht zustande, weil die Herstellerfirmen sich weigerten, die Untersuchung finanziell zu unterstützen. Dabei sind gerade die Pharmafirmen verpflichtet, die Auswirkungen ihrer Produkte untersuchen zu lassen, bevor sie in die Öffentlichkeit gelangen. Aber, wo kein Kläger, da kein Richter. Das sieht in Amerika etwas anders aus. Dort unterliegen die Pharmahersteller strengeren

Richtlinien. Außerdem sind die US-Bürger/innen klagefreudiger. Wenn ein Medikament fehlschlägt, ist der nächste Rechtsanwalt nicht weit.

Die Arzneimittelkommission der Deutschen Ärzteschaft beklagt deshalb auch, dass man in Sachen Arzneimittelsicherheit auf das Wohlwollen der Pharmaindustrie angewiesen ist. Der Vorsitzende dieser Kommission, Prof. Bruno Müller-Oerlinghausen, empfindet diesen Zustand als unerträglich, denn bei viel zu vielen Präparaten seien die Langzeitwirkungen nicht bekannt. Anstatt in Langzeitstudien zu investieren, würden immer wieder neue Medikamente entwickelt, die sich von den Vorgängermodellen kaum unterscheiden. Auf der Strecke bleibt die Sicherheit der Patienten/innen.

Wie sind Studien zu verstehen?

Die WHI-Studie gehört zu den umfangreichsten Untersuchungen, die bisher zum Thema Hormone gemacht wurden. Sie ist eine sogenannte »prospektive randomisierte kontrollierte Doppelblindstudie«. Grundsätzlich unterscheidet man zwei Studientypen: die Beobachtungsstudien und die Interventionsstudien.
Wie der Name »Beobachtungsstudie« schon sagt, greift hier niemand in das Geschehen ein; die Wissenschaftler/innen beobachten nur, notieren und lassen regelmäßig von den Probanden/innen (Studienteilnehmer/innen) Fragebögen ausfüllen. Es gibt auch Varianten innerhalb dieser Gruppe – wie in anderen Studientypen auch.
Die retrospektiven (rückblickenden) Beobachtungsstudien bei-

spielsweise, nehmen die Vorgeschichte von Menschen unter die Lupe, um herauszufinden, welcher Risikofaktor für eine bestimmte Krankheit vorliegt. Dann gibt es die prospektiven (vorausschauenden) Beobachtungsstudien, in denen die Studienteilnehmer/innen über einen gewissen Zeitraum begleitet werden, um herauszufinden, wer unter welchem Medikament eine Linderung der Beschwerden oder aber unerwünschte Arzneimittelwirkungen erfährt. Prospektive Studien bringen besser abgesicherte Ergebnisse hervor als die retrospektiven, da man sich bei Letzteren auch auf das Gedächtnis der Probanden/innen verlassen muss.

Die Interventionsstudien untersuchen die Wirkung von Medikamenten und medizinischen Therapien. Eine Gruppe bekommt ein bestimmtes Präparat und wird verglichen mit einer sogenannten »Kontrollgruppe«, die ein Placebo (Scheinmedikament) erhält. Auch hier gibt es wieder Unterschiede innerhalb der Studien. Vielleicht haben Sie schon einmal den Begriff »randomisierte kontrollierte klinische Einfachblindstudie« gehört. Unter »randomisiert« versteht man die Auswahl einer Probandin nach dem Zufallsprinzip. Der Computer wählt eine Person aus, die er entweder der Versuchsgruppe zuordnet, der Medikamente verabreicht werden, oder der Kontrollgruppe, die Placebos bekommt. Bei der Einfachblindstudie wissen nur die Studienleiter/innen, wer ein Medikament und wer ein Placebo erhält.

Bei der randomisierten kontrollierten Doppelblindstudie wissen hingegen weder die Studienleiter/innen noch die Probanden/innen, wer welche Präparate bekommt. Deshalb gilt die randomisierte kontrollierte Doppelblindstudie als die verlässlichste aller Studien. Auch wenn es letztlich keine Studien gibt, die nicht irgendwelche Schwachstellen haben.

Da in der Öffentlichkeit und den Medien aber immer nur von »Studien« die Rede ist, gehen Laien verständlicherweise davon aus, dass man Studienergebnisse immer ernst nehmen muss. Welche Studientypen wirklich dahinterstecken, weiß man nur selten. Und was besonders pikant ist: Wenn man Ärzte/innen danach fragt, haben diese meist auch keine Ahnung, um welche Studien es sich handelt. Vielleicht haben Sie sich schon mal darüber gewundert, dass eine Studie publiziert wurde, deren Ergebnisse schon eine Woche später durch eine andere Studie völlig auf den Kopf gestellt wurden. Dann handelte es sich garantiert nicht um eine randomisierte kontrollierte Doppelblindstudie.

Die WHI-Studie ist, wie eingangs erwähnt, eine solche Studie und daher sehr verlässlich. Deshalb sind die Ergebnisse ja auch so erschreckend.

KAPITEL 4

Lassen Sie sich nicht einreden, Ihnen fehle etwas

Kommen wir zurück zum Klimakterium. Ich möchte zu Beginn einen Satz wiederholen, der von elementarer Bedeutung ist: Das Klimakterium ist keine Krankheit! Das zu verinnerlichen ist wichtig für jede Frau – zum einen für Sie selbst, und zum anderen ist es hilfreich in der Diskussion mit der Ärztin oder dem Arzt. Je gelassener und selbstbewusster Sie sich diesem Lebensabschnitt nähern, je weniger Sie sich in die pathologische Ecke drängen lassen, desto weniger beschwerlich wird diese Zeit werden.

Frau muss allerdings auch lernen, sich von zwei wesentlichen Einflüssen freizumachen. Einmal von der Werbung (dazu gehört natürlich auch die Pharmaindustrie), die den Jugendwahn propagiert. Dieser Unfug hat inzwischen leider eine ganze Gesellschaft infiziert. Wer mit 48 Jahren einen Job sucht, hat schlechte Karten. Gefragt ist, wer jung, manipulierbar und kostengünstig ist. Auf der Strecke bleiben Erfahrung, Umsicht, Weitsicht, Wissen und Können. Und zum anderen müssen Sie sich von der Idee verabschieden, dass die Frauen oder Männer im Arztkittel – die es nicht ungern hören, wenn man von ihnen als den »Halbgöttern in Weiß« spricht –, allwissend sind. Natürlich gibt es inzwischen viele Ärztinnen und Ärzte, die mit ihren Patientinnen vernünftige und mitfühlende Gespräche führen, verantwortungsbewusste Aufklärung betreiben und Frauen nicht in eine Medikation hineintreiben, die sie gar nicht wollen. Aber dem steht noch eine ganze Heerschar von Ärzten/innen gegenüber, die so nicht denken und so auch gar nicht denken wollen. Sie glauben letztendlich immer noch, genau zu wissen, was für die Patientin das Beste ist. Hier liegt es an Ihnen, selbst aktiv zu werden. Lassen Sie sich nichts einreden, argumentieren Sie, und wenn alles nichts hilft, suchen Sie so lange nach einer Ärztin oder einem Arzt, die/der Sie ernst nimmt und mit der/dem Sie wirklich zufrieden sind.

Werden Sie misstrauisch und hellhörig bei Sätzen wie »Wir sollten Ihr Östrogendefizit ausgleichen« oder: »Die Wechseljahre sind eine Mangelerkrankung«. Vielleicht suggeriert Ihnen Ihr Gegenüber manchmal unbewusst, dass mit Ihnen etwas nicht stimmt, dass Ihnen etwas fehlt. Aber dem ist nicht so. Ihr Körper macht eine ganz natürliche Veränderung durch, er setzt sich langsam zur Ruhe. Das ist von der Natur auch sehr klug ausgedacht, und niemand sollte diesem ausgeklügelten System einfach so ins Handwerk pfuschen. Es stimmt zwar, dass die Hormonproduktion nachlässt, es stimmt aber nicht, dass dies eine Behandlung erforderlich macht. Die langsame Einstellung der Hormonproduktion ist eine ganz normale physiologische Entwicklung, kein Krankheitsprozess. Eine Phase, die Frauen und Männer in ähnlicher Form schon einmal durchgemacht haben, in der Pubertät nämlich. Jener Lebensabschnitt also, in dem die Hormonproduktion angekurbelt wird. Eine Phase, in der 13-, 14- und 15-Jährige ihre Eltern mit ihren Verstimmungen, Launen, ihren Stimmungsschwankungen von himmelhochjauchzend bis zu Tode betrübt zur Verzweiflung bringen.

Nun kehrt sich dieser Prozess wieder um. Die Hormonproduktion wird nach und nach zurückgefahren. Natürlich können damit auch Beschwerden einhergehen, sogar starke Beschwerden. Manchmal fahren unsere Gefühle fast ebenso mit uns Achterbahn wie damals in der Pubertät. Manche Frauen sind durch

Hitzewallungen so stark beeinträchtigt, dass auch heute noch, nach sehr gründlicher Anamnese und Nutzen-Risiko-Abwägung, Hormone gegeben werden können.

Aber insgesamt ist es wichtig, dass bei den Frauen, die es betrifft, ein Umdenken in Bezug auf die Wechseljahre stattfindet. So wie wir heute nicht sofort zu Antibiotika greifen, wenn die Nase läuft, weil wir genau wissen, dass dies unerwünschte Resistenzen zur Folge hat, müssen wir auch wieder lernen, unseren Körper und seine Veränderungen zu akzeptieren und diesen Prozess nicht mit Pillen »bekämpfen«.

KAPITEL 5

Was im Körper vor sich geht

Beschäftigen wir uns zunächst einmal mit dem Begriff Klimakterium. Das Wort stammt aus dem Griechischen: »klimakter« bedeutet »Stufe einer Treppe, Leitersprosse«. Die Griechen gingen davon aus, dass der menschliche Körper in bestimmten Stadien von verschiedenen bedeutenden Veränderungen beeinflusst wird. Sie kannten fünf solcher klimakterischen Abschnitte und siedelten den ersten bei sieben Jahren an; für die folgenden Lebensabschnitte multiplizierten sie die Zahl 7 mit 3, 7, 9 und 11. Die zweite Periode begann demnach mit 21 Jahren, die dritte mit 49, die vierte mit 63 und die fünfte mit 77 Jahren. Den dritten Abschnitt ab 49 Jahren bezeichneten die Griechen als die Menopause der Frauen, die vierte Phase ab 63 Jahren als »großen klimakterischen Abschnitt«.

Schaut man in einem medizinischen Wörterbuch nach, so steht unter dem Begriff »Klimakterium« z.B.: »Sog. Wechseljahre, die Übergangsphase von der Geschlechtsreife zum Alter bei der Frau, in der die zyklischen Ovarialfunktionen und damit die Regelblutung langsam aufhören. Kann geprägt sein von Zeichen der Störung des hormonalen Gleichgewichts.«

Es ist also eine gesicherte Erkenntnis, dass es sich bei den Wechseljahren oder dem Klimakterium um einen natürlichen biologischen Prozess handelt – genau wie bei der Pubertät oder bei der Schwangerschaft. Verursacht wird dieser Prozess durch einen veränderten Hormonstoffwechsel. Pubertät, Schwangerschaft, Klimakterium. Drei Stadien, die eines gemeinsam haben:

in allen dreien spielen in physiologischer Hinsicht Hormone die unumstrittene Hauptrolle. Und weil das so ist, wollen wir uns die Hormone näher anschauen.

Die Hormone

Das Wort »Hormon« stammt ebenfalls aus dem Griechischen: »hormao« – »antreiben«. Damit ist zumindest die Aufgabe der Hormone schon einmal grob umrissen: Sie setzen irgendwo in unserem Körper irgendetwas in Gang. Und tatsächlich gibt es kaum einen Prozess in unserem Organismus, der nicht von Hormonen beeinflusst wird. Egal, ob es sich um Essen, Schlafen, Wachstum, Verdauung oder Sex handelt – immer mischen irgendwelche Hormone mit. Sie begleiten uns vom ersten bis zum letzten Atemzug.

Wie viele Hormone in unserem Organismus aktiv sind, ist noch nicht geklärt. Durch wissenschaftliche Blätter geistert eine Zahl von über 1000. Bekannt und analysiert sind inzwischen um die 200. Dass es keine exakten Angaben dazu gibt, hängt damit zusammen, dass sich fast hinter jedem Hormon noch ein paar »Unterhormone« verbergen bzw. dass einzelne Hormone größere Gruppen bilden. Allein hinter dem Begriff »Östrogen« verstecken sich über 30 verschiedene Hormone.

Hauptaufgabe des Hormonsystems ist logischerweise die Produktion von Hormonen, die über den Blutkreislauf zu ihren verschiedenen Zielorten geschickt werden. Sie werden deshalb auch als »Botenstoffe« bezeichnet: Sie transportieren Botschaften bzw. Informationen zu den Zellen. Insofern ist der Name »Botenstoffe« sehr zutreffend. Alle Zellen unseres Körpers – wir haben rund sieben Billionen davon (vielleicht können Sie sich

7000 Milliarden besser vorstellen) – reagieren auf die Botenstoffe. Diese sind überlebensnotwendig, um alle Körperfunktio-
nen aufeinander abzustimmen und im richtigen Gleichgewicht
zu halten. Es gibt drei Systeme im Körper, die mit Botenstoffen arbeiten: das Hormonsystem; das Immunsystem und das
Nervensystem. Diese drei Systeme vereinen nicht nur viele Ge-
meinsamkeiten, sie kooperieren auch sehr eng miteinander. Das
Ganze ist ein äußerst sensibles Flechtwerk, das auf jede kleinste
Störung reagiert.

Die Hormonproduktion folgt einer komplizierten und sehr
strengen Hierarchie. Lassen Sie uns dazu einen Blick in unser
Gehirn werfen, wo sich die Kontroll- und Schaltzentrale für das
gesamte Hormonsystem befindet. An oberster Stelle des »Hor-
mon-Imperiums« agiert der Hypothalamus, ein zwar kleines –
dafür aber das wichtigste – Zentrum im Zwischenhirn. Manche
Mediziner bezeichnen den Hypothalamus als Zwischenhirn. Das
ist nicht richtig, denn er befindet sich *im* Zwischenhirn, ist nur
ein Teil davon, bildet also nicht das Zwischenhirn selbst. Und
da es keine korrekte Übersetzung für den Begriff Hypothalamus
gibt, bleibe ich bei diesem Namen. Er ist etwa so groß oder
so klein wie ein Kirschkern und sorgt für die Regulierung des
sympathischen, also des unbewussten Teils unseres Nervensystems. Außerdem ist er für die Regulierung unserer Körpertemperatur zuständig, kontrolliert den Wasser- und Glukosegehalt
(falls die Mengen zu niedrig sind, signalisiert der Hypothalamus
Durst bzw. Hunger), regelt unseren Schlaf, das Sexualleben und
beeinflusst unsere Gefühlswelt. Zudem spielt er die Rolle des
großen Hormonkoordinators zwischen dem Nervensystem und
dem Hormonsystem.

Das Hormonsystem wird auch »endokrines System« genannt.
Unter dem endokrinen System sind alle Drüsen (oder auch Organe) im Organismus zu verstehen, die Hormone produzieren
und die ihr Sekret nach innen abgeben: entweder in die Blut-

bahn oder in die Lymphe. Der entsprechende Fachbereich in der Medizin nennt sich Endokrinologie, die Wissenschaft des endokrinen, des hormonproduzierenden Systems. Endokrinologen/innen sind also Hormonspezialisten/innen. Die wichtigsten Organe bzw. Drüsen des Hormonsystems sind – neben dem Hypothalamus und der Hypophyse – die Nebenschilddrüse und Schilddrüse, die Inselzellen der Bauchspeicheldrüse, die Nebennieren, die Eierstöcke und die Hoden.

Der Hypothalamus reguliert die Freisetzung von Hormonen in der Hypophyse. Das geschieht entweder direkt über die Nervenbahnen oder mit Hilfe von sogenannten »Releasing-Hormonen«, das sind Freisetzungshormone (Engl.: to release = freisetzen). Damit hat der Hypothalamus einen indirekten Einfluss auf nahezu das gesamte Hormonsystem im Körper. Seine engste Mitarbeiterin ist die Hypophyse, mit der er durch einen kurzen »Gang« aus Nervenfasern verbunden ist.

Für die Hypophyse, die direkt unter dem Hypothalamus liegt, gibt es eine griffige Übersetzung, nämlich: Hirnanhangsdrüse. Damit Sie mit den beiden Vorsilben »hypo« nicht durcheinanderkommen, verwende ich für die Hypophyse die Bezeichnung »Hirnanhangsdrüse«. Mit der Größe einer Erbse ist sie noch kleiner als der Hypothalamus. Die Hirnanhangsdrüse gibt ihre Hormone direkt ins Blut ab, nimmt also keine Umwege über andere Drüsen. Aber sie regelt und kontrolliert auch die Funktionen anderer Hormone produzierender Drüsen. Die Hirnanhangsdrüse besteht aus drei Teilen: den Vorderlappen, den Zwischen- und Hinterlappen. In diesen Lappen werden eine ganze Reihe unterschiedlicher Hormone produziert:

Im Vorderlappen beispielsweise das Prolaktin, das die Milchproduktion der Brustdrüsen nach der Geburt anregt. Oder das Thyroideastimulierende Hormon, kurz »TSH«, das die Hormonproduktion in der Schilddrüse stimuliert. Eine wichtige Rolle spielen auch die beiden Geschlechtsdrüsenhormone: die Gonadotropine FSH (= Follikelstimulierendes Hormon) und LH (= Luteisierendes Hormon). Diese sorgen dafür, dass in den Eierstöcken die weiblichen Geschlechtshormone Östrogen und Progesteron hergestellt werden, sowie im Hoden des Mannes das Testosteron. Ohne diese Geschlechtshormone läuft in Sachen Sexualität und Fortpflanzung gar nichts. Gonadotropine sind Hormone, die anregend auf die Keimdrüsen (= Gonaden) wirken. Eierstöcke und Hoden sind solche Keimdrüsen oder Gonaden.

Im Hinterlappen der Hirnanhangsdrüse wird unter anderem Oxytocin gebildet. Dieses Hormon veranlasst bei einer schwangeren Frau die Kontraktion der Gebärmuttermuskeln und der Muskeln der Milchgänge in der Brust, damit sie das Baby stillen kann. Und im Zwischenlappen entsteht das MSH, das melanozytenstimulierende Hormon, das die Färbung der Haut über eine Stimulation der Pigmente reguliert. Je mehr Pigmente, desto dunkler die Haut. Weitere Hirnanhangshormone sind das ACTH, das adrenocorticotrope Hormon, das in den Nebennieren für die Freisetzung von Hormonen sorgt, die für viele Stoffwechselvorgänge von Bedeutung sind; sowie das Wachstumshormon, das für das – der Name sagt es – Wachstum von Knochen und Knorpeln zuständig ist.

Einige der Hormone, wie z.B. Oxytocin werden in der Hirnanhangsdrüse gespeichert, da man sie ja nicht dauerhaft benötigt. Erst wenn eine Schwangerschaft eintritt, wird vom Hypothalamus das Signal zur Ausschüttung gegeben und die Hirnanhangsdrüse, in diesem Fall ist es der Hinterlappen, gibt das Hormon frei.

Die Hormone begeben sich mit dem Blutstrom auf eine lange Reise durch den Körper, um zu ihren Zielzellen zu gelangen. Damit sie sich nicht verirren und versehentlich bei einer falschen Zelle landen – bei sieben Billionen wäre ein Irrtum durchaus verständlich –, sind die Zielzellen mit sogenannten Rezepto-

ren (Andockstellen) versehen. Man nennt diesen Erkennungs-
vorgang auch das »Schlüssel-Schloss-Prinzip«. Nur wenn der
Hormonschlüssel in das Zellschloss passt, werden in jener Zelle
die entsprechenden Stoffwechselvorgänge ausgelöst. Irrtümer
sind ausgeschlossen. Ein Hormon, das nicht mit dem richtigen
Schlüssel ausgerüstet ist, hat keine Chance auf Einlass.

Ihren ersten großen Einsatz haben die Hormone zu Beginn
der Pubertät. Die erste Monatsblutung, die sogenannte »Menarche«, tritt heute bei Mädchen im Durchschnitt mit 13 Jahren
ein, vorausgesetzt, sie haben ein Gewicht um die 40 kg erreicht.
Dann erst geht von der Hirnanhangsdrüse das Signal aus, das
die Eierstöcke aktiv werden lässt.
Damit beginnt ein Zyklus, der rund 40 Jahre anhält und als »die
fruchtbaren Jahre der Frau« bezeichnet wird. Denn biologisch
ist nach der ersten Menstruation alles darauf ausgerichtet, dass
die Frau zur Arterhaltung beiträgt. Unterbrochen wird dieser
Zyklus also nur, wenn eine Schwangerschaft eintritt.
Natürlich spielen die verschiedenen Hormone in diesem Kreislauf die wichtigste Rolle. Zum Auftakt gibt der Hypothalamus
den Befehl an die Hirnanhangsdrüse, FSH zu produzieren. In
den Eierstöcken werden nun die Eibläschen dazu angehalten,
das erste Ei heranreifen zu lassen und Östrogene zu bilden.
Ist der erforderliche Hormonpegel erreicht, bekommt das FSH
Unterstützung durch das LH. Wenn diese Hormone das gereifte
Eibläschen erreicht haben, gibt es die Eizelle frei und es erfolgt
ein Eisprung, die Ovulation. Danach wandert das Ei in Richtung
Gebärmutter. Die leere Hülle des Eibläschens bleibt im Eier-
stock, wächst zu einer stattlichen Größe heran und lagert ein
Stoffwechselfett von gelber Farbe ab – so entsteht der Corpus
luteum, der Gelbkörper. Dieser Gelbkörper, der sich im Zuge
seines Wachstums zu einer eigenständigen Drüse entwickelt,
produziert das zweite wichtige weibliche Geschlechtshormon,

das Progesteron aus der Gruppe der Gestagene, auch »Gelbkörperhormon« genannt. Dieses Hormon bereitet die Schleimhaut in der Gebärmutter so vor, dass sich ein befruchtetes Ei in ihr niederlassen kann. Damit ist alles für eine Schwangerschaft eingerichtet. Kommt es tatsächlich zur Einnistung eines befruchteten Eies, wird das Humane Choriongonadotropin (HCG) produziert, das der Hirnanhangsdrüse mitteilt, jetzt keine weiteren Eizellen mehr reifen zu lassen. HCG wird gebildet, sobald sich eine befruchtete Eizelle in der Gebärmutter eingenistet hat. Ein Hormon, das dementsprechend nur bei Frauen zu finden ist.

Kommt es jedoch nicht zu der Einnistung eines Eis, geht die Progesteronproduktion zurück, und die für die Schwangerschaft vorbereitete Schleimhaut – entsprechend verdickt und angereichert mit Nährstoffen für den eigentlich erwarteten Embryo – wird abgestoßen: Die Menstruation setzt ein. Doch kaum hat der Hypothalamus Kenntnis vom sinkenden Hormonspiegel bekommen, gibt er sofort wieder den Befehl zur neuerlichen Produktion von FSH und LH, und der Zyklus beginnt erneut.

Gynäkologen/innen haben den sogenannten 28-Tage-Rhythmus als Norm festgesetzt, obwohl es kaum Frauen gibt, die tatsächlich genau alle 28 Tage menstruieren, geschweige denn diesen Rhythmus ihr Leben lang beibehalten. Zu vielschichtig und schwankend sind die Einflüsse auf das Hormonsystem. Früher wurde alles, was vom »normalen« 28-Tage-Rhythmus abwich, als krank oder zumindest als »nicht normal« bezeichnet. Das ist natürlich Unsinn und wird heute erfreulicherweise auch von den meisten Frauenärztinnen und -ärzten nicht mehr so bewertet. Es gibt Frauen, die menstruieren zweimal im Monat, weil sie einen sehr schnellen Stoffwechsel haben, und es gibt Frauen, die bluten alle 30 Tage. Und dass das so ist, bedeutet letztlich nichts anderes, als dass der Körper den jeweiligen individuellen Gegebenheiten entsprechend agiert. Ein Zyklus kann dabei durchaus zwischen 24 und 35 Tagen schwanken.

Wie viel von welchen Hormonen wir wann ausschütten, hat sehr viel mit unserer psychischen Verfassung zu tun. Es ist nicht ungewöhnlich, dass die Menstruation in Zeiten starker körperlicher, seelischer oder auch ungewöhnlicher Belastung einfach aussetzt. Eigentlich eine sinnvolle Einrichtung der Natur, die erkennt: Momentan ist diese Frau überfordert, der biologische Zyklus, der ja eine Schwangerschaft zum Ziel hat, muss unterbrochen werden, sonst wird die Belastung zu groß. Jetzt ist die Selbsterhaltung vorrangig. Würde man in solchen Fällen medikamentös eingreifen, wäre das der denkbar schlechteste Ansatz. Denn damit ist die Ursache nicht beseitigt, die da heißt: Überforderung und Überlastung. Fallen die erschwerenden Umstände wieder weg, wird sich auch der Hormonzyklus wieder einpendeln.

Damit sind wir bei einem ganz wichtigen Punkt. Ich habe Ihnen diesen kurzen Abriss zum Thema Hormone zugemutet, weil ich finde, dass es wichtig für Frauen ist, zu begreifen, dass nicht ohne weiteres in dieses komplizierte Hormongefüge – zu dem ja nicht nur die Geschlechtshormone, sondern auch noch andere Hormone gehören – eingegriffen werden darf. Margarete Minker schrieb in ihrem Buch *Hormone und Psyche*:

»Hormone sind Spezialisten. Ihre jeweilige Arbeit kann nicht oder nur zu einem kleinen Teil von anderen Botenstoffen übernommen werden. Das macht zum Beispiel Hormontherapien so kompliziert: Es muss vorher immer ganz klar sein, welches Hormon denn nun im Einzelnen fehlt, nicht ausreichend produziert wird oder nicht korrekt mit anderen zusammenarbeitet. Und das ist oft gar nicht leicht festzustellen.«

Genauso ist es. »Ein bisschen Östrogen hier und ein paar Gestagene da, fertig ist die Pille, runtergeschluckt, und die Probleme sind vom Tisch.« Doch so einfach, wie manche Ärzte/innen und Pharmaunternehmen uns glauben machen wollen, ist es schlichtweg nicht. Schauen wir uns also das Hormongeschehen noch ein bisschen weiter an – und wie es sich mit den Jahren verändert.

Die Phasen des Klimakteriums und die hormonellen Veränderungen

Auch wenn wir es noch nicht wirklich bemerken, stellen sich etwa ab dem 40. Lebensjahr die ersten Anzeichen einer nachlassenden Hormonproduktion ein. Der Zyklus wird bei vielen Frauen unregelmäßig. Frauen, die in diesem Alter noch schwanger werden wollen, können davon ein Lied singen. Denn es wird immer schwieriger, den Körper zu einer Schwangerschaft zu »überreden«, da »späte Mütter« von der Natur eher nicht vorgesehen sind. Wie gesagt, ab 40 reduzieren die Eierstöcke ihre Arbeit, es findet nicht mehr in jedem Zyklus ein Eisprung statt, immer weniger Eibläschen reifen zu befruchtungsfähigen Eiern heran. Ursache hierfür sind die sinkenden Östrogen- und Progesteronspiegel. Im Laufe der folgenden Jahre stellen die Eierstöcke ihre Arbeit schließlich ganz ein.

Das Klimakterium wird in vier Abschnitte eingeteilt: die Prämenopause, die Perimenopause, die Menopause und die Postmenopause. Das Wort Pause ist natürlich eine falsche Bezeichnung, da damit ja eine Fortsetzung suggeriert wird, die gar nicht stattfindet. Außerdem ist auffallend, dass diese Begriffe sehr unterschiedlich gebraucht werden, so dass eine Gynäkologin treffend vom »Wortsalat Wechseljahre« spricht. Daher auf der folgenden Seite eine Grafik zur Veranschaulichung, wie die einzelnen Begriffe meistens benutzt werden und wie auch ich sie verwende:

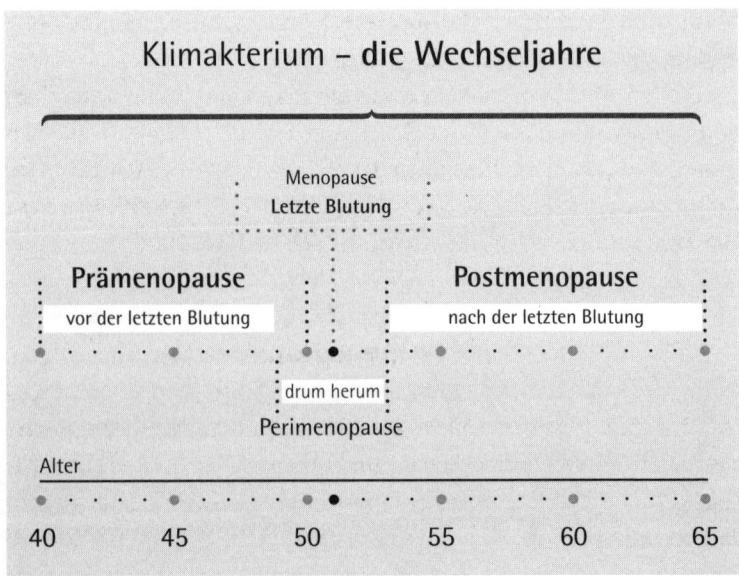

Die vier Abschnitte des Klimakteriums

Die Prämenopause

Beginnen wir mit der ersten Phase der Wechseljahre, der »Prämenopause«. Manche Mediziner bezeichnen damit all die Jahre von Beginn der Menarche, in denen unser Zyklus mehr oder weniger regelmäßig verläuft, bis hin zur Menopause. Andere verstehen unter der Prämenopause die Zeit vor Beginn der Wechseljahre, also etwa ab dem 40. Lebensjahr, wenn der monatliche Zyklus sich zu verändern beginnt. Wenn Sie mit Ihrer Ärztin oder Ihrem Arzt sprechen, fragen Sie also genau nach, welche Phase mit »Prämenopause« gemeint ist. Ich habe mich für die zweite Variante entschieden, also für die Prämenopause als Zeit vor den Wechseljahren.

Während dieser Zeit, die, wie gesagt, um das 40. Lebensjahr

herum beginnt, gehen in unserem Körper langsam kleine Veränderungen vor. Der Eisprung wird seltener und der Gelbkörper produziert weniger Progesteron. Damit sinkt mit zunehmendem Alter die Möglichkeit einer Schwangerschaft. Dennoch müssen Frauen weiterhin verhüten. Denn es kann immer noch zu einer völlig ungeplanten, überraschenden Schwangerschaft kommen. Die Prämenopause dauert ungefähr zehn Jahre.

Die Perimenopause

Drei bis fünf Jahre vor der letzten Blutung werden dann die Abstände zwischen den Zyklen immer länger. Damit beginnt die sogenannte »Perimenopause«. Sie umfasst den Zeitraum einige Jahre vor und einige Jahre nach der Menopause – wie die Grafik zeigt, durchschnittlich zwei Jahre davor und zwei Jahre danach. Diese Zahlen sind immer als Durchschnittswerte zu verstehen und können von Frau zu Frau stark differieren.

In dieser Zeit beginnen die auffälligsten Veränderungen. Die Blutungen werden immer unregelmäßiger – falls sie denn je regelmäßig waren –, sie können dafür aber sehr heftig ausfallen. Vor und nach der eigentlichen Menstruation kann es zu Schmierblutungen kommen. Dann werden die Blutungen seltener, schwächer, manche werden übersprungen, bleiben zwei, drei, sechs Monate aus, um schließlich ganz wegzubleiben.

In der Perimenopause ändert sich die gesamte Hormonsituation, die Hormonproduktion wird weiter gedrosselt, der Östrogenanteil geht immer mehr zurück. Das irritiert die Hirnanhangsdrüse, und sie schüttet daraufhin vermehrt LH und FSH aus, um das Gleichgewicht im Hormonhaushalt wiederherzustellen. Aber vergeblich. Die Östrogenproduktion lässt sich nicht mehr ankurbeln. Und als Folge dieses Ungleichgewichts können sich in dieser langen Phase des Auf und Ab

Wechseljahrbeschwerden wie Hitzewallungen, Schweißausbrüche, Herzklopfen entwickeln. Auf dieses Thema komme ich im nächsten Kapitel noch ausführlich zu sprechen. Gerade in der Perimenopause ist es sehr schwierig, eine Hormonersatztherapie durchzuführen, da die Hormonschwankungen, überspitzt formuliert, zwischen null und hundert pendeln. Selbst wenn dreimal täglich eine Hormonbestimmung durchgeführt würde, wären die Werte nicht einheitlich. Deshalb kommt es gerade in dieser Spanne unter einer Hormonersatztherapie sehr oft zu Wassereinlagerungen, Gewichtszunahme, Brustspannen oder auch vermehrten Blutungen. Das ist kein Wunder, denn zur körpereigenen Hormonproduktion gesellen sich noch künstliche Hormone von außen hinzu, so dass sozusagen eine »doppelte Dosis« im Körper wirkt. Und der Organismus reagiert entsprechend.

Die Menopause

Der nächste Abschnitt, die »Menopause«, beginnt mit der letzten Regelblutung und ist – genau wie die Menarche – ein einmaliges Ereignis. Doch im Gegensatz zur ersten Blutung, weiß man erst im Nachhinein, wann sie tatsächlich stattgefunden hat. Wenn die Regel ein Jahr lang ausgeblieben ist, dann kann man im Allgemeinen gesichert von der Menopause sprechen. Sie tritt dann ein, wenn der Östrogenspiegel so niedrig geworden ist, dass sich die Schleimhaut in der Gebärmutter nicht mehr verdickt und nicht mehr ausgestoßen werden kann. Im Durchschnitt haben Frauen mit 51 Jahren ihre letzte Blutung, manche Frauen menstruieren aber auch noch mit 55. Die Spannbreite ist entsprechend groß. Wenn nach dem Ablauf eines Jahres nach der Menopause noch Blutungen auftreten, sollten Sie auf jeden Fall Ihre Ärztin oder Ihren Arzt aufsuchen, um die Ursache abklären zu lassen. Denn es ist leider eine Tatsache, dass in diesem Alter häufiger Unterleibskrebs auftreten kann.

In eher seltenen Fällen findet die Menopause vor dem 40. Lebensjahr statt, dann spricht man vom »Climacterium praecox«. Warum genau die Eierstöcke bei einigen wenigen Frauen vorzeitig ihren Dienst einstellen, ist nicht geklärt. Als Auslöser diskutiert werden neben Stress und psychosomatischen/psychischen Faktoren die Hysterektomie (Gebärmutterentfernung), Autoimmunerkrankungen, Nikotin, familiäre Häufung, Diabetes, vegetarische Ernährung sowie häufige, kurze Menstruationszyklen.

Die Postmenopause

Auf die Menopause folgt die Phase der Postmenopause, die bis zum Alter von etwa 65 Jahren anhält. Ab 65 beginnt die Lebensphase des »Alters« oder »Seniums«. Manchmal ist mit dem Begriff »Postmenopause« aber auch die Zeit bis zum Ende unseres Lebens gemeint.

KAPITEL 6

Die Wechseljahre – jede Frau erlebt sie anders

Während die Eierstöcke sich zur Ruhe setzen, der Östrogen- und Progesteronspiegel immer weiter gen null gehen, werden FSH und LH noch unbeirrt von der Hirnanhangsdrüse ausgeschüttet, als könne sie nicht glauben, dass mit der Fortpflanzung nun endgültig Schluss ist. So wurden weit nach der letzten Menstruation, in der Postmenopause, bei Frauen noch sehr hohe Konzentrationen von LH und FSH im Blut gemessen. Welche Auswirkungen das auf den Organismus hat, ist bislang noch wenig bis gar nicht erforscht.

Es ist jedoch nicht so, dass unser Körper überhaupt kein Östrogen mehr produziert, wenn die Eierstöcke ihre Arbeit einstellen. Im Gegenteil. Unser Organismus ist bestrebt, den Hormonhaushalt so ausgeglichen wie möglich zu halten. Deswegen findet die Produktion von Östrogenen auch in den Fettzellen statt, allerdings nicht mehr in dem Umfang wie zu Zeiten, als der Körper auf Fortpflanzung eingestellt war. Es gibt Untersuchungen über die Hormonspiegel von Frauen nach der Menopause. Dabei zeigt sich, dass es überhaupt keine einheitlichen Werte gibt. Die Bandbreite ist groß und unabhängig davon, wie weit die Menopause zurückliegt oder wie alt die Frauen sind. Eines ließ sich aber klar herauskristallisieren. Je mehr Gewicht die Frauen auf die Waage brachten, desto höher war der Östrogenanteil. Zum Teil lag der Östrogenspiegel übergewichtiger Frauen 40 Prozent über dem normalgewichtiger Frauen.

Könnte man die Wechseljahre als eine rein physiologische Phase betrachten, in der sich eben Organfunktionen ändern, wäre die ganze Sache sicherlich ein wenig einfacher. Doch die Wechseljahre werden auch erheblich von einem psychologischen Faktor geprägt, der stark dazu beiträgt, wie eine Frau diese Zeit erlebt. Während die eine es als Erleichterung empfindet, nicht länger verhüten zu müssen und sich über das Ausbleiben der monatlichen Blutung freut, beklagt die andere das Einbüßen der Fruchtbarkeit und den vermeintlich damit einhergehenden Verlust der sexuellen Attraktivität.

Es gibt Frauen, die gleiten durch die Wechseljahre wie eine talentierte Schlittschuhläuferin übers Eis. Mühelos, unangestrengt, leichtfüßig. Diese Gruppe macht etwa ein Drittel aus. Ein zweites Drittel verspürt leichte Beschwerden, es gelingt diesen Frauen aber immer noch problemlos, lächelnd ihre Kreise auf dem Eis zu ziehen. Das dritte Drittel klagt über heftige, starke Beschwerden und zieht die Schlittschuhe gar nicht erst an. Machen sie es sich schwerer? Könnten sie nicht auch zur ersten oder zweiten Gruppe gehören? Es ist in mehreren wissenschaftlichen Untersuchungen festgestellt worden, dass eine selbstbewusste Frau mit weniger Beschwerden zu kämpfen hat, als eine Frau mit geringem Selbstwertgefühl. Verheiratete Frauen mit Kindern leiden häufiger als Verheiratete ohne Kinder oder verheiratete Berufstätige mit Kindern.

Neben diesen gesellschaftlichen und sozialen Faktoren spielen auch noch andere Ursachen eine Rolle, wie Frauen mit dem Klimakterium umgehen. Genetische Veranlagung, unsere Kindheit und Erziehung, die Beziehung zu unserem Körper, Lebensstil – all das darf nicht außer Acht gelassen werden. Es gibt Frauen, die zeitlebens an Depressionen oder unter dem Prämenstruellen Syndrom (den Tagen vor den Tagen) gelitten haben. Diese

Frauen werden erfahrungsgemäß auch in den Wechseljahren Probleme bekommen. Beschwerden, egal ob körperlicher oder psychischer Art, die schon immer vorhanden waren, verschwinden durch den Beginn des Klimakteriums nicht etwa plötzlich, sondern machen sich häufig sogar verstärkt bemerkbar.

Stellen Sie sich vor, Sie sind unglücklich, sehnen sich nach einem Neuanfang. Ihnen wird die Möglichkeit geboten, alles über Bord zu werfen und in einem anderen Land ein neues Leben zu beginnen. Was glauben Sie, wie schnell Sie wieder an dem Punkt angelangt sind, der Sie dazu veranlasst hat, Ihre alte Heimat zu verlassen? Wenn Sie nicht mit sich selbst im Reinen sind, Ihre persönlichen Probleme nicht gelöst haben, werden Sie auch im Land Ihrer Träume nicht glücklich. Denn eines dürfen Sie nie vergessen: Wohin Sie auch gehen, Sie nehmen sich immer selbst mit auf die Reise.

Ähnlich verhält es sich auch mit den Wechseljahren. Wer sich auf diese Reise begibt und mit sich im Reinen ist, in sich ruht, mit sich zufrieden und ausgeglichen ist, wird diese Zeit der Veränderungen nicht als negativ empfinden, und sie entsprechend gar nicht oder nur am Rande wahrnehmen. Für diese Frauen wird das Klimakterium einfach nur eine weitere Phase der Veränderung in ihrem Leben sein.

Es kommt auch nicht von ungefähr, dass viele Frauen gerade die Wechseljahre zum Anlass nehmen, um noch einmal durchzustarten, einen Neuanfang zu wagen. Die Kinder sind aus dem Haus. Wunderbar, endlich können sie wieder in ihren alten Beruf zurück. Oder sie machen etwas ganz Neues, drücken noch mal die Schulbank oder gehen zur Uni, eröffnen ein kleines Geschäft, von dem sie schon immer geträumt haben, oder machen den Motorradführerschein. Nicht wenige Frauen trennen sich in dieser Phase von ihrem Partner und beginnen ein neues Leben, allein, nur sich selbst verantwortlich.

Die Psychologie hat also einen wichtigen Einfluss darauf, wie die

Wechseljahre erlebt werden. Zumindest scheint das in der westlichen Welt der Fall zu sein. Denn in vielen anderen Ländern ist die Situation eine ganz andere. Selbstverständlich durchlaufen Frauen weltweit die Wechseljahre. Doch aufgrund kultureller Unterschiede werden sie vielfach völlig gegensätzlich erlebt. In afrikanischen und asiatischen Ländern beschert die Menopause den Frauen einen höheren gesellschaftlichen Status. Sie werden mehr respektiert, genießen Ansehen, ihr Rat und ihre Weisheit sind gefragt.

In Japan existiert überhaupt kein entsprechendes Wort für »Klimakterium« oder »Wechseljahre«. Hitzewallungen sind den Japanerinnen nahezu gänzlich unbekannt. Auch über andere Beschwerden wird nur selten geklagt. Japanische Ärzte bezeichnen die Diskussion um das Klimakterium als typisches westliches Problem. Auch in China sind Wechseljahrbeschwerden mit nachfolgender Hormonersatztherapie weitgehend unbekannt. Es gibt nur wenige Frauen, denen eine HET verordnet wird.

Dass gerade japanische und chinesische Frauen mit den Wechseljahren so problemlos klarkommen, hat zwei Gründe. Zum einen sind die Frauen beider Kulturen teilweise noch sehr traditionellen Rollen verhaftet – trotz des stetig wachsenden Einflusses der westlichen Welt. Vor allem die Japanerinnen sorgen in der Familie für das Wohlergehen der einzelnen Familienmitglieder. Und das gilt insbesondere für die Alten, die in Japan hochgeschätzt werden. Eine Frau, die in die Wechseljahre eintritt, hat nun die Aufgabe, sich um die alten Eltern zu kümmern. Damit übernimmt sie einen Bereich, der viel Arbeit, Verantwortung, Ehre und Anerkennung mit sich bringt. Ihr bleibt also weder Zeit noch Anlass, in Depressionen zu verfallen, an einem »Leere-Nest-Syndrom« zu leiden und sich aufs Abstellgleis geschoben zu fühlen. Ähnlich verhält es sich auch in China. In beiden Ländern kommt als zweiter Grund die Rolle der

Medizin hinzu. Während in der westlichen Welt an den Symptomen herumgedoktert wird, sieht die fernöstliche Heilkunst den Menschen als Ganzes. Störungen werden nicht ausschließlich einzelnen Organen zugeordnet, sondern als Störungen des körperlichen und seelischen Gleichgewichts interpretiert. Viele kennen den Begriff des Qi oder Chi aus der chinesischen Medizin, die dank der Akupunktur immer mehr auch bei uns Fuß fasst. Unter Qi verstehen die Chinesen das energetische Potenzial, die Energie, die unseren Körper wie eine Flusslandschaft durchzieht. Das Qi fließt von der Körpermitte auf bestimmten Leitbahnen, den Meridianen, zu den Extremitäten und wieder zurück. Blockaden in diesen Leitbahnen führen dazu, dass das Qi, die Energie, nicht mehr richtig fließen kann. Der Körper ist aus dem Gleichgewicht geraten. Die Akupunktur soll diese Blockaden lösen.

Was ich hier in wenigen Sätzen andeute, ist eine sehr komplexe und spannende Wissenschaft, die hierzulande zwar immer mehr, aber immer noch zu wenig Beachtung findet. Aber genau diese Sichtweise, dieses ganzheitliche Betrachten des Menschen, führt dazu, dass weder Ärzte noch die Frauen im asiatischen Kulturkreis die Wechseljahre ausschließlich als eine hormonelle Veränderung betrachten. Für die Mediziner, die meistens mit der westlichen Medizin bestens vertraut sind, ist das Klimakterium eine Phase der nachlassenden Energien – somit ein ganz normaler Vorgang. Sollten bei Frauen dann tatsächlich Probleme auftauchen, werden sie im Sinne der fernöstlichen Medizin nicht mit Hormongaben behandelt, sondern beispielsweise mit Akupunktur.

Völlig anders stellt sich dagegen das Bild der älteren Frau in den westlichen Ländern der Welt dar. Sowohl in Europa als auch in Amerika gilt das Älterwerden als Makel. Der massiv grassierende Jugendwahn – der vor allem in den USA (leider auch zunehmend in Deutschland) Frauen in immer größerer

Zahl in die Praxen von Schönheitschirurgen treibt – gestattet kein Älterwerden, also auch kein Klimakterium.

Die Rolle der westlichen Frau unterscheidet sich noch immer stark von der in der asiatischen Welt. Jeder Frau steht es heute offen, die Universität zu besuchen, einen Beruf zu ergreifen, zu heiraten, Kinder zu bekommen, alleine oder in einer Partnerschaft zu leben. Das ist auch gut so. Aber diese vielschichtigen Möglichkeiten führen auch zu vielfältigen Belastungen. Da es immer noch die Frauen sind, die die Kinder bekommen, läuft es auf die vielzitierte Doppel- und Mehrfachbelastung hinaus. Eine Frau muss also nicht nur top im Job, sondern auch noch eine Supermutter sein. Und nicht zu vergessen die perfekte Ehefrau und Geliebte, die Freundin und Beraterin. Das Superweib schlechthin und dabei bitte auch noch jederzeit gut aussehen, ausgeruht sein, gut gelaunt und lächelnd der Umwelt begegnen. »Nicht zu schaffen«, werden Sie sagen. Richtig, nicht zu schaffen. Und dennoch werden diese Anforderungen gestellt, von der Gesellschaft, vom Partner, vom Arbeitgeber, von den Kindern und nicht zuletzt von der Frau selbst.

In einem solchen Klima der ständigen Überforderung sind die Wechseljahre ein unwillkommener Angstfaktor. Die Angst der Frauen, diesen vielfältigen Ansprüchen ihrer Umwelt nicht mehr zu genügen, die Angst, sexuell nicht mehr attraktiv zu sein. Ein Phänomen, das übrigens fast ausschließlich heterosexuelle Frauen und homosexuelle Männer betrifft. Alleinstehend, arm, krank und hilfsbedürftig – davor fürchten sich sowohl Frauen als auch Männer. Und wenn man sich mit der Angst gerade dieser beiden Gruppen etwas näher beschäftigt, erkennt man auch, warum das so ist. Trotz Emanzipation und Gleichberechtigung werden Frauen immer noch weitgehend durch ihr Äußeres definiert und leider Gottes trägt frau auch selbst dazu bei. Kein heterosexueller Mann geht so kritisch mit seinem Körper um, wie eine heterosexuelle Frau.

Bei Befragungen hat sich gezeigt, dass Gleiches für homosexuelle Männer gilt. Auch für sie ist die Optik ein ganz wichtiger Faktor. Die inneren Werte werden oft vernachlässigt. Doch Jugend vergeht, so banal es klingt. Und was bleibt? Auch hier wieder die Angst vor dem einsamen Alter. Lesbische Frauen sind in den Wechseljahren von dieser Attraktivitätsthematik wesentlich seltener betroffen. Ihre Wertmaßstäbe erschöpfen sich offenbar nicht nur in Äußerlichkeiten.

Burnout und Wechseljahre

Die Rolle der Frau in der westlichen Welt, besser gesagt, ihre Mehrfach-Rolle, führt zwangsläufig irgendwann einmal zu einem Gefühl des Ausgebranntseins, zum »Burn-out-Syndrom«. Dieses Gefühl fällt sehr oft genau mit dem Beginn der Wechseljahre zusammen. Denn bis zu diesem Zeitpunkt hat frau oft genug den oben beschriebenen Mammutjob hinter sich gebracht: Kindererziehung, Ehemann unterstützt, an der eigenen Karriere gearbeitet, die alten Eltern gepflegt, einen Haushalt geführt. Und jetzt sind die Reserven aufgebraucht. Erschöpfung macht sich breit und gleichzeitig ein Gefühl des Unvermögens, des Versagens. Es hat doch bisher immer geklappt, wieso jetzt nicht mehr! Und dann kommen unweigerlich körperliche Symptome dieser Erschöpfung hinzu – wie Schlafstörungen, Herzklopfen, Konzentrationsstörungen, Magenbeschwerden.
Klingen da die Versprechungen der Pharmaindustrie nicht wie ein Himmelsgeschenk? »Das liegt alles nur an den Hormonen, nach ein paar Pillen geht es Ihnen wieder gut«, sagt sie. Und frau schluckt sie, diese Wunderpillen, in der Hoffnung, dass damit ihre Probleme mit einem Schlag beseitigt sind. Doch es na-

gen auch winzige Zweifel in ihrem Inneren, ob das wirklich der Weisheit letzter Schluss sein sollte. Die Zweifel sind berechtigt, schenken Sie Ihrer inneren Stimme mehr Gehör.

Beschwerden in den Wechseljahren

Die Liste der Symptome, die während der Wechseljahre auftreten können, ist lang und sie klingt, ehrlich gesagt, wie das »Who is who?« der Krankheiten. Und da kommt mir unwillkürlich eine Liedzeile von Mick Jagger von den Rolling Stones in den Sinn, der in seinem Song »Mothers little helper« beklagt »What a drag it is getting old« – frei übersetzt: »Es ist schon sehr lästig, alt zu werden.« In Anbetracht dieser Aufzählung muss man ihm recht geben. Aber lassen Sie sich nicht ins Boxhorn jagen. Häufig sind diese Symptome von Ärzten und Pharmaunternehmen »zusammengebastelt« worden, um den Frauen einen gehörigen Schrecken einzujagen und sie davon zu überzeugen, dass sie jetzt ganz schnell ihre Hormone schlucken müssen, damit ihr Leben einigermaßen erträglich bleibt. Nehmen Sie also diese Liste gelassen und mit einer Prise Humor. Tun Sie, als würden Sie den Beipackzettel eines Medikamentes lesen. Die sind auch immer ellenlang und die aufgezählten Nebenwirkungen verführen dazu, das Medikament am besten gar nicht erst einzunehmen. Und Sie tun es trotzdem und kommen (meist) problemlos damit klar.

Schauen wir uns die Liste der Symptome, die man in fünf Gruppen einteilen kann, einmal näher an.

- **Störungen des vegetativen Nervensystems, also Befindlichkeitsstörungen, die nicht unserem Willen unterworfen**

sind: Hitzewallungen, Schweißausbrüche, Schlafstörungen, Herzrasen und -klopfen, Schwindel, Empfindungsstörungen in Armen und Beinen, Kopfschmerzen, Gelenk- und Muskelschmerzen.

* **Psychische Probleme:** Stimmungsschwankungen, Depressionen, Aggressionen, Konzentrationsstörungen, Müdigkeit, Ängstlichkeit, Reizbarkeit, Nervosität, Leistungseinschränkungen, nachlassendes Erinnerungsvermögen.

* **Beschwerden im Urogenitalbereich:** Trockene Scheide, Scheidenentzündung, unwillkürlicher Harnabgang, Blasenentzündung, Reizblase, Juckreiz.

* **Hautveränderungen:** Die Haut wird trockener und dünner. Die Körperbehaarung im Bereich der Oberlippe wird stärker, im Kopfbereich aber spärlicher.

* **Augen:** Hier kann es vor allem Trägerinnen von Kontaktlinsen treffen, da die Bindehaut austrocknet. Das kann zu Reizungen, Brennen und Fremdkörpergefühl und auf Dauer zu einer Kontaktlinsen-Unverträglichkeit führen.

Ich kann verstehen, wenn Sie jetzt schwer schlucken. Aber das sind alles, wie der Jurist es formulieren würde, »Kann-«, keine »Muss-Bestimmungen«. Sie **können** unter der einen oder anderen Symptomatik leiden, aber Sie **müssen** nicht. Natürlich sind Sie auch nicht während der Wechseljahre der gesamten Leidenspalette ausgesetzt. Und noch etwas ist wichtig: Keine dieser Beschwerden ist lebensbedrohlich. Lästig, unangenehm und nervig, ja, aber nicht gefährlich. Deshalb rate ich Ihnen noch mal: Versuchen Sie, das Ganze mit etwas Humor zu nehmen.
Inwieweit Sie von irgendwelchen Symptomen betroffen sind, hängt sehr stark davon ab, wie schnell oder langsam ihre Östrogenproduktion abnimmt. Jede Frau hat ihr eigenes Tempo. Manche »erledigen« den Wechsel innerhalb kürzester Zeit, manche haben jahre-, ja sogar jahrzehntelang damit zu tun. Es

gibt kein einheitliches Schema. Bei einigen Frauen kommt es zu regelrechten Abstürzen, indem die Eierstöcke ganz abrupt ihre Östrogenproduktion einstellen. Dann hört die Menstruation urplötzlich ein für alle Mal auf. Das ist ein eher seltenes Phänomen, könnte aber in der Tat zu entsprechenden Beschwerden führen, weil der Körper sozusagen auf diesen plötzlichen Wegfall von Östrogenen mit »Entzugserscheinungen« reagiert.

Bei den meisten Frauen geht der Abbau jedoch schrittweise vor sich und der Zyklus verändert sich peu á peu. Die monatlichen Blutungen werden kürzer und schwächer, manchmal setzt ein Zyklus ganz aus oder verschiebt sich. Wenn schon vorher von einem 28-Tage-Zyklus kaum die Rede sein konnte, dann jetzt erst recht nicht mehr. Diese schrittweise Veränderung wird von den meisten Frauen kaum zur Kenntnis genommen, Beschwerden treten nur selten auf und werden als solche eigentlich gar nicht erkannt. Erst wenn frau auf ihren Menstruationskalender schaut, registriert sie, dass es Verschiebungen gab.

Ein anderes Muster für das Menstruationsende ist eine auffällige Unregelmäßigkeit. Auch diese Variante ist sehr verbreitet. Die monatlichen Blutungen wechseln in ihrer Intensität. Mal sind die Blutungen leicht, mal sehr stark, dann wiederum kommt es zu Schmierblutungen vor der eigentlichen Regel, oder sie bleibt ganz aus – unter Umständen sogar monatelang. Dann setzt sie überraschend wieder ein.

Um sich auf die Menopause vorzubereiten und für Beschwerden gewappnet zu sein, rate ich Ihnen, einen Menstruationskalender zu führen, falls Sie das nicht sowieso schon tun. So ein Tagebuch macht es Ihnen leichter zu rekonstruieren, wann welche Blutungen in welcher Stärke aufgetreten sind.

Zu den häufigsten Beschwerden, über die Frauen zu Beginn und während der Wechseljahre klagen, zählen zweifellos die Hitzewallungen. Eine Freundin erzählte mir, dass diese Hitzewallungen sie fast verrückt machen. Da sitzt sie in einer wichtigen

Besprechung und spürt plötzlich, dass sie wie eine Woge anrollt. »Es kribbelt in den Armen, mir wird immer wärmer, es beginnt im Brustbereich, geht über den Hals, dann wird der Kopf heiß, die Ohren glühen. Ich habe das Gefühl, ich brenne. Mein Gesicht fühlt sich an, als hätte ich zu lange in der Sonne gesessen. In dem Moment gäbe ich mein Leben für eine kalte Dusche. Nach ein paar Minuten ist der Spuk vorbei und ich fühle mich leicht fröstelig«, beschreibt sie ihre Hitzewallungen. Sie hasst diese Anfälle, wie sie sie nennt, weil sie sie natürlich immer im ungünstigsten Moment auftreten – manchmal sogar mehrmals innerhalb einer Stunde – und ihr nachts den Schlaf rauben. Dadurch fühlt sie sich unausgeglichen und unkonzentriert.

Schuld an den Hitzewallungen ist tatsächlich der sinkende Östrogenspiegel. Dadurch funktioniert die Kontrolle über die Temperaturregelung nicht mehr. Zuständig dafür ist – ich habe es im Kapitel »Verstehen, was sich im Körper abspielt« erwähnt – der Hypothalamus im Zwischenhirn. Anstatt die Körpertemperatur auf mehr oder weniger konstanten 36 Grad Celsius zu halten, fällt das innere »Thermometer« unter diese Temperatur. Folge: Schlagartige Erweiterung der Blutgefäße, die Durchblutung steigt, um die Untertemperatur wieder anzuheben. Dadurch ergibt sich ein Hitzegefühl, das Herz kann rasen und klopfen, der Schweiß bricht aus, um die überschüssige Wärme wieder abzukühlen. Der ganze Spuk kann bis zu fünf Minuten dauern. Wie Berichte von betroffenen Frauen zeigen, treten die Hitzewallungen zudem bei starker körperlicher oder psychischer Belastung auf, oder bei Genuss von Kaffee, Tee, Alkohol und scharfgewürzten Speisen. Es ist also relativ einfach, all das wegzulassen oder zu reduzieren, was Hitzewallungen begünstigt. Und was ist, wenn einen diese vermaledeiten Schwitzattacken dennoch heimsuchen? Ist dann die Hormonersatztherapie die letzte Zuflucht? Sicher nicht. Wie Sie diesen unangenehmen Begleiterscheinungen begegnen können, erfahren Sie im Kapitel 8 »Alternativen bei Hitzewallungen & Co.«.

Bevor wir uns mit den Alternativen zur HET beschäftigen, möchte ich jedoch noch ein Thema aufgreifen, das eng mit der Hormonersatztherapie verbunden ist, aber meines Erachtens nach eine Sonderstellung einnimmt: die Osteoporose, im Volksmund auch Knochenschwund genannt. In diversen Studien wird die präventive Wirkung der Hormone mal mehr, mal weniger gerühmt, in einigen wird ihr Nutzen gänzlich in Frage gestellt. Um die Problematik Osteoporose wirklich umfassend und bis in alle Winkel zu durchleuchten, bedürfte es eines eigenen Buches. Aber da die Osteoporose, Wechseljahre und Hormontherapie zusammengehören, habe ich mich entschlossen, Ihnen das Thema so kompakt und informativ wie möglich aufzubereiten.

KAPITEL 7

Osteoporose – eine Krankheit mit Fragezeichen

Wir müssen uns immer wieder vor Augen halten, dass unser Körper ständigen Veränderungen unterworfen ist. Mit dem Tag unserer Geburt beginnen wir zu altern. Und mit uns unsere Knochen. Zwischen 30 und 35 Jahren hat unser Skelett die höchste Knochendichte und Gesamtknochenmasse erreicht. Danach folgt der Abbau – um durchschnittlich 1,5 Prozent jährlich. Mit 70 Jahren hat sich unsere Knochensubstanz um etwa ein Drittel reduziert. Ein ganz normaler Prozess, der von den meisten Menschen im Alter gar nicht registriert wird. Ein Vorgang, der, wie wir wissen, für den gesamten Körper gilt. Niemand wird mit den Jahren jünger.

Es gibt natürlich einige Menschen, bei denen die Knochen so porös werden, dass tatsächlich Wirbelkörper brechen können. Wobei man sich einen Wirbelbruch nicht wie einen gewöhnlichen Bruch vorstellen darf – etwa wie einen Beinbruch, der Ihnen wegen der Schmerzen und der daraus folgenden Immobilität garantiert auffallen würde. Wenn Wirbelkörper »brechen« heißt das, sie sacken zusammen, weil ihre Knochenmasse porös geworden ist. Und davon ist in erster Linie die Wirbelsäule betroffen. Aber es ist zum Beispiel durchaus möglich, dass Sie einen oder zwei Wirbelbrüche haben und tatsächlich unter einer Osteoporose leiden, jedoch nichts davon spüren und diese Brüche nicht einmal wahrnehmen. Erst wenn bis zu fünf Wirbelbrüche vorliegen, werden Sie vielleicht feststellen, dass sich in Ihrer Haltung etwas geändert hat und dass Ihre Wirbelsäule zusammengesackt ist. So kann sich im Bereich der Wirbelkörper ein sogenannter »Witwenbuckel« bilden, wodurch die Körpergröße abnimmt.

Auch die Oberschenkelhalsbrüche und Hüftfrakturen sind auf poröse Knochen zurückzuführen. Wobei interessanterweise die Gynäkologin Dr. Maria J. Beckermann in ihrer umfangreichen Auswertung von 260 Hormonstudien schreibt, dass dem Frakturrisiko oft andere Erkrankungen zugrunde liegen. Häufig handelt es sich um Sehbehinderungen, Schwindel, Medikamenten- oder Alkoholeinfluss, die zu einem Sturz und damit zu einer Fraktur führen. Und es ist in der Tat so, dass gerade Oberschenkelhalsbrüche meist eine Bettlägerigkeit mit Todesfolge nach sich ziehen. Aber schauen wir uns doch mal das Alter an, in dem so etwas geschieht. Das Durchschnittsalter beträgt nämlich 80 Jahre. Und wie viele Menschen kennen Sie, die mit 80 wirklich noch ganz sicher auf den Beinen stehen? Dass also in dem Alter Brüche auftreten können, hat nicht in erster Linie etwas mit der Osteoporose zu tun, sondern mit der Standfestigkeit und dem Gleichgewichtssinn der Senioren. So macht es erst mal sehr viel mehr Sinn, bei älteren Menschen individuelle Maßnahmen zu ergreifen, um Brüche zu verhindern, wie beispielsweise Stolperfallen in der Wohnung zu entfernen.

Außerdem, so schreibt Beckermann, ist zwar gesichert, dass eine Hormontherapie den Knochendichteverlust verhindern kann, es ist aber nicht ausreichend belegt, dass eine HET auch bei gesunden Frauen die Frakturrate senkt.

Der Gesundheitsbericht Deutschland des Statistischen Bundesamtes aus dem Jahre 1998 kommt zu dem Schluss, dass es derzeit »keine gesicherten Angaben zur Häufigkeit der verschiedenen Formen von Osteoporose gibt«. Anhand von Daten, unter anderem vom Institut für Sozialmedizin in Lübeck, gehen die

Statistiker davon aus, dass in Deutschland etwa 2,2 Millionen Frauen und 1,9 Millionen Männer von Wirbelkörperdeformationen betroffen sind. Und zwar in allen Altersgruppen, also nicht erst ab den Wechseljahren. Es wird vermutet, dass ein Großteil dieser Deformitäten nicht auf die Osteoporose zurückzuführen ist. Schätzungen zufolge ereignen sich pro Jahr etwa 100 000 Brüche, deren Ursache eine Osteoporose ist.

Insgesamt ist das Zahlen- und Datenmaterial zur Osteoporose verwirrend und trägt zu viel Verunsicherung bei. Das hat sich die Pharmaindustrie schon früh zunutze gemacht. Die paar Knochenbrüche machten statistisch nicht viel her (unsere Zahlen unterscheiden sich nicht sehr viel von den amerikanischen) so dass damit kein gewinnbringender Markt zu erwarten war. Doch dann berief man sich auf den amerikanischen Arzt Dr. Fuller Albright, Hormon- und Stoffwechselspezialist, der 1940 erklärte, es gebe drei Formen der Osteoporose. Eine sei die Folge des Hormonmangels bei Frauen, die zweite entstehe durch Abnutzung und die dritte Form entwickle sich altersbedingt. Sein (späterer) Kollege, Dr. Robert Wilson, der der Hormonersatztherapie zum Erfolg verhalf, sprach 1966 in seinem Buch *Die vollkommene Frau* (siehe auch S. 15) allerdings nur von der postmenopausalen Osteoporose. Er wies nach, dass unter Östrogeneinfluss die Knochendichte zunahm und brüchige Knochen ihre Festigkeit zurückgewannen. Der Pharmakonzern Wyeth Ayerst nahm die Anregung der beiden Mediziner dankbar auf. Produzierte er doch bereits das Hormonpräparat *Premarin* aus dem Harn trächtiger Stuten gegen Beschwerden in den Wechseljahren. Aber es gab ab 1975 böse Einbrüche, weil Studien belegten, dass Östrogene Gebärmutterschleimhautkrebs verursachten. Außerdem zeigte sich damals in weiteren Studien, dass die erhoffte Herzschutzwirkung unter *Premarin* nicht eintrat, sondern im Gegenteil, sich die Herzinfarktrate dramatisch erhöhte. Studien, die im Übrigen mit Männern durchgeführt wurden. Kein Mensch weiß bis heute, warum das so war. Tatsache ist, dass Frauen mit entsprechenden Risiken keine Hormone verschrieben wurden. *Premarin* war also weiter auf dem absteigenden Ast.

Was war aber nun mit dem Risiko eines Gebärmutterschleimhautkrebses? Die Lösung hieß Gestagene. Die Pharmaindustrie entwickelte in den 1980er Jahren ein Kombipräparat aus Östrogenen und Gestagenen. Das hieß in den USA *Provera*, in Deutschland kam es unter dem Namen *Clinofem* auf den Markt. Gestagene, so wurden die Frauen beruhigt, würden die Gebärmutter schützen. Die Botschaft kam an, und die Verkaufszahlen der Hormonpillen gingen wieder nach oben. Doch das schlechte Image blieb an ihnen haften. Die Angst vor Krebs war – zu Recht – groß. Denn heute weiß man, dass die Gestagene Brustkrebs begünstigen.

Doch die Pharmaindustrie wusste sich zu helfen. Sie machte sich das steigende Gesundheitsbewusstsein der Frauen in den 1980er Jahren zunutze und bezog sich auf die Osteoporose, bzw. auf die Veröffentlichungen von Fuller und Wilson, die beide den Hormonmangel für die Osteoporose verantwortlich machten. Geschickt nutzte dabei das Marketing der Pharmaunternehmen das »schleichende Fortschreiten« dieser Krankheit. Ähnlich wie bei Bluthochdruck oder Diabetes, bemerkt der Patient nichts, bis es zu »spät« ist. Der Knochen ist gebrochen und frau liegt hilflos und verbittert bis ans Ende ihrer Tage, angewiesen auf fremde Hilfe, in der freudlosen Umgebung eines Krankenzimmers oder gar eines Altenheimes.

Susan Love schildert in ihrem Buch sehr plastisch, wie in Amerika in Fernsehspots, Broschüren, und offensiven Anzeigenkampagnen hemmungslos Ängste geschürt wurden. Und die Strategie ging auf. Eine neue Krankheit war geboren und das Überleben der Pharmaindustrie wieder gesichert (ein sehr interessantes Buch zu diesem Thema, das neben der Osteoporose noch erstaunlich viele andere Krankheiten seziert, stammt von Jörg Blech: *Die Krankheitserfinder*, siehe Anhang).

Während Fuller und Wilson Osteoporose mit Knochenbruch gleichsetzten, versteht man in der heutigen Definition unter Osteoporose bereits das Risiko von Knochenbrüchen, somit eine Art »prophylaktische Erkrankung«. Diese Definition wurde auf einer Osteoporose-Konsensuskonferenz 1990 in Kopenhagen abgesegnet. Darin heißt es: »Osteoporose ist eine Erkrankung, die durch niedrige Knochenmasse, mikroarchitektonische Zerstörung des Knochengewebes und einen daraus resultierenden Anstieg des Frakturrisikos gekennzeichnet ist.« Das heißt, dass die Bruchgefährdung die eigentliche Erkrankung darstellt. Dadurch ist natürlich die Zahl der »Kranken« kometenhaft nach oben geschnellt. Von rund 5,8 Millionen Frauen und Männern ist in der Bundesrepublik die Rede!

Die Überzeugungsarbeit von Pharmakonzernen und Ärzten, die diese Behauptungen in ihren Praxen, bei Seminaren und auf Kongressen (gesponsert von den entsprechenden Pharmafirmen) in Windeseile verbreiteten, trug Früchte und erreichte auch diesmal die Weltgesundheitsorganisation WHO. Wie schon 1981, als sie die Wechseljahre als Östrogenmangelerkrankung auf ihren Index setzte, so verfuhr sie zwölf Jahre später mit der Osteoporose. 1993 kam sie als eine der zehn wichtigsten Krankheiten auf die WHO-Liste. Das hatte Folgen. Von der Menopause bis ins hohe Alter können Frauen bedenkenlos behandelt, sprich mit Hormonpräparaten versorgt werden. Ein enormer Boom angesichts unserer immer älter werdenden Gesellschaft.

Die Praxen der Orthopäden bekamen einen ungeahnten Zulauf. Denn jetzt galt es, eine Krankheit aufzudecken, die noch gar keine war. Knochendichtemessung oder Osteodensitometrie heißt das Zauberwort. Um herausfinden zu können, wer gefährdet ist, hat die WHO einen Grenzwert bestimmt. Nach der WHO-Klassifikation wird er nach einem Mittelwert, dem sogenannten T-Wert festgelegt. Dieser Wert ist im Prinzip mit dem identisch, den Frauen in jungen Jahren erreichen, also zum Höhepunkt ihrer Knochenstabilität, wenn das Knochengerüst die höchste Festigkeit besitzt. Als normal wird die Knochendichte noch bezeichnet, wenn sie sich innerhalb einer Standardabweichung, kurz SD genannt, bewegt. Eine Standardabweichung, die zwischen 1,5 und 2,5 liegt, gilt schon als krankhaft. Man spricht hier von niedriger Knochenmasse, bzw. Osteopenie, was als eine Art Vorstufe der Osteoporose gewertet wird. Liegt dieser Wert bei mehr als 2,5, besteht laut WHO eine Osteoporose. Kommen zusätzlich noch Frakturen hinzu, handelt es sich um eine schwere, bzw. manifeste Osteoporose. Doch da gibt es einen gewaltigen Haken. Die Werte werden verglichen mit der Knochendichte einer jungen Frau von rund 30 bis 35 Jahren. Ich halte diesen Wert für sehr bedenklich, da der Knochenabbau bei jedem Menschen sehr unterschiedlich vonstatten geht. Manche bauen schneller, manche langsamer ab. Aber da im Grunde genommen niemand genau sagen kann, welche Knochendichte überhaupt normal ist, musste man sich notgedrungen auf irgendeinen Wert einigen.

Diese Daten beziehen sich interessanterweise nur auf Frauen, da für Männer noch kein ausreichendes Zahlenmaterial vorliegt. Jahrzehntelang gingen die Ärzte ohnehin davon aus, dass Osteoporose nur Frauen ab 50 betrifft. Das stimmt nicht. Auch Männer können eine Osteoporose entwickeln – das Risiko ist bei beiden Geschlechtern gleich hoch. Denn die abnehmende Knochendichte hängt mit dem zunehmenden Alter zusammen. Und das wiederum ist keine geschlechtsspezifische Angelegenheit. Dass Frauen häufiger davon betroffen sind, liegt zum einen daran, dass sie älter werden als Männer und zum anderen wurden Männer bezüglich einer Osteoporose »vernachlässigt«. Doch langsam beginnt die Pharmaindustrie, sich auch der männlichen Klientel zuzuwenden. Angeblich leiden rund 800 000 Männer an der Knochenkrankheit. Bei den Frauen summiert sich die Zahl der Erkrankten inzwischen auf rund fünf Millionen nach der neuen Definition – so schreibt es Prof. Dr. Reiner Bartl in seinem Buch *Osteoporose. Erfolgreich vorbeugen, gezielt behandeln.*

Wie aber wird nun die Knochendichte gemessen? Da gibt es viele, teure Möglichkeiten. Röntgenaufnahmen, die DXA-Methode (ein Röntgenverfahren, bei dem Strahlen unterschiedlicher Intensität verwendet werden), die quantitative Computertomographie und die Ultraschallmessung. Kritik an der Knochendichtemessung übt Prof. Felsenberg, Leiter der Muskel- und Knochen-Forschung von der Universitätsklinik Berlin: »Eine Diagnose setzt sich aus vielen verschiedenen Befunden zusammen, die Knochendichtemessung ist nur eine davon. Man kann nicht sagen, wer 2,5 standardabweichende Knochendichte hat, der ist gleichzeitig osteoporosekrank. Das ist völliger Quatsch.« Aber ein gutes Geschäft. Denn verängstige Frauen ließen bislang auf ärztliche Empfehlung hin regelmäßig Knochendichtemessungen vornehmen. Jetzt haben die gesetzlichen Krankenkassen aufgrund von Sparmaßnahmen dieser Praxis einen Riegel vorgeschoben. Die Leistung für beschwerdefreie Patienten wurde gestrichen. Wer heute ohne Anlass, sondern aus rein prophylaktischen Gründen eine Knochendichtemessung haben möchte, muss sie aus eigener Tasche bezahlen.

Ob das besorgte Frauen und Männer davon abhält, eine Untersuchung vornehmen zu lassen, wird sich noch zeigen. Und letztlich kann eine Knochendichtemessung auch aufschlussreich sein. Wenn Sie sich beispielsweise Anfang 50 einer Densitometrie unterziehen, wissen Sie zumindest, was für eine Knochendichte Sie haben. Falls Ihre Werte so sind, dass Ihr Arzt Ihnen rät, umgehend eine HET-Therapie zu beginnen, sollten

Sie aber auf keinen Fall gleich zustimmen. Denn trotz allem sind die Ergebnisse einer solchen Messung mit Vorsicht zu bewerten. Eine niedrige Knochendichte ist nicht gleichbedeutend mit einem raschen Dichteverlust. Das hängt einfach davon ab, wie schnell Ihre Knochen abbauen. Und das ist individuell genauso unterschiedlich, wie der Zeitpunkt der Menopause. Aus diesem Grunde ist es wichtig, dass Sie für sich ein persönliches Osteoporose-Risiko-Profil erstellen. Überdenken Sie in aller Ruhe, ob es irgendwelche Umstände gibt, die Ihr Risiko, an Knochenschwund zu erkranken, erhöhen und was Sie dagegen unternehmen können. Ergibt Ihre Knochendichtemessung einen Wert, der Sie nicht zufriedenstellt, haben Sie zahlreiche Möglichkeiten, etwas für Ihre Knochengesundheit zu tun.

Hormontabletten zu schlucken ist sicherlich die schlechteste aller Lösungen. Sie verhindern zwar eventuell eine Osteoporoseerkrankung, erhöhen jedoch Ihr Risiko, an Brustkrebs zu erkranken. Diese Ansicht vertritt auch Prof. Dr. Martina Dören vom Forschungszentrum für Frauengesundheit in Berlin:

»Östrogene sollen meiner Meinung nach heute nicht mehr empfohlen oder verordnet werden, um Knochenbrüche zu verhindern. Östrogene sind nur gut für Hitzewallungen, Schweißausbrüche bzw. zur Behandlung oder Vorbeugung einer trockenen Scheide. Das war es dann aber auch.«

Fassen wir einmal die Risikofaktoren zusammen, die Ihren Knochen schaden und zu einer Osteoporose führen könnten:

- Familiäre Belastung (Hatte Ihre Mutter eine Oberschenkelhalsfraktur vor dem 80. Lebensjahr?)
- Nikotin, Alkohol, Kaffee
- Langzeitbehandlung mit Immunsuppresiva, Kortison, Schilddrüsenhormonen, blutverdünnenden Medikamenten, Medikamenten gegen Krebs

- Mangel an Kalzium und Vitamin D durch falsche Ernährung
- Untergewicht
- Übergewicht
- Bewegungsmangel
- Klimakterium

Von den Punkten familiäre Belastung, Langzeitbehandlung und Klimakterium einmal abgesehen, haben Sie alles andere selbst in der Hand. Eine vernünftige Ernährung mit entsprechenden Vitaminen und Mineralien verhindert Untergewicht ebenso wie Übergewicht. Sport hält Sie beweglich und fit. Bleiben also noch zwei Faktoren, die beide durchaus ernstzunehmen sind. Wenn Ihre Großmutter oder Mutter eine Osteoporose entwickelt hat, ist das Risiko, dass die Tochter ebenfalls eine bekommt, zumindest vorhanden.

Was die Medikation mit Kortison, Schilddrüsenhormonen, blutverdünnenden Mitteln oder anderen Medikamenten angeht, müssen Sie mit Ihrem Arzt verhandeln. Nämlich um die medizinisch noch vertretbare niedrigste Dosis, um das Osteoporoserisiko zu minimieren.

Der letzte Punkt betrifft das Klimakterium. Es ist erwiesen, dass der Verlust an Östrogen nach der Menopause auch einen Verlust von Knochensubstanz nach sich zieht. Es hat sich in Untersuchungen auch gezeigt, dass Frauen, die durch eine Entfernung der Eierstöcke die Menopause erreichten, einen doppelt so starken Knochenschwund erlitten, wie Frauen, die eine natürliche Menopause hatten. Das bedeutet aber noch lange nicht, dass daraus automatisch eine Osteoporose erwächst. Es hat sich auch gezeigt, dass Frauen mit identischen Hormonspiegeln eine unterschiedliche Knochendichte aufweisen. Man muss es einfach so uneindeutig sagen: Es gibt Frauen, die entwickeln eine Osteoporose und es gibt Frauen, die bleiben davor verschont. Wenn außerdem die zuvor beschriebenen anderen Risikofaktoren wegfallen, ist auch nach der Menopause die Gefahr von Knochenfrakturen geringer. Mehrere Untersuchungen haben zudem gezeigt, dass sich selbst bei älteren Menschen durch körperliche Bewegung die Knochendichte wieder erhöht. Wichtig ist dabei nur, dass Bewegung kontinuierlich stattfindet, da der positive Effekt nur bei dauerhafter körperlicher Betätigung anhält. Es gibt also keinen Anlass, sich der Panikmache der Pharmaindustrie zu beugen.

Es existieren ernstzunehmende Studien (SOF, *Study of Osteoporotic Fractures* von 1985), die belegen, dass Östrogen tatsächlich Wirbelfrakturen vorbeugt. Diese präventive Wirkung besteht nur solange die Frauen die Präparate auch einnehmen, danach ist der Schutz gleich null. Letztlich scheint es so zu sein, dass Hormone den Knochenabbau bremsen, aber kein neues Knochengewebe aufbauen. Nun könnte man natürlich sagen, das ist besser als gar nichts. Dennoch sollten Sie nicht ohne Weiteres zu Hormonen greifen, zumal Sie dann die Therapie bis zum Ende Ihres Lebens durchführen müssten. Holen Sie auf alle Fälle noch eine zweite ärztliche Meinung ein.

Was also tun? Beziehen Sie in Ihre Entscheidung zum einen die oben erwähnten Risikofaktoren ein und dann den Wert, der bei Ihrer Knochendichtemessung herausgekommen ist. Auch wenn ich den Werten, die die WHO festgelegt hat, kritisch gegenüberstehe, gibt es derzeit nichts anderes, an dem Sie das Risiko festmachen können. Liegt der Wert bei mehr als 2,5 SD, dann ist es ratsam, Ihre bisherige Lebensführung kritisch unter die Lupe zu nehmen. Wie bereits erwähnt, die meisten Risikofaktoren können Sie selbst ausschließen. Nehmen Sie Kalziumpräparate, verzichten Sie auf Nikotin, schränken Sie Ihren Kaffee- und Alkoholkonsum ein, treiben Sie Sport. Sprechen Sie mit Ihrer Ärztin oder Ihrem Arzt über eine eventuelle Medikamenteneinnahme. Es gibt neben Östrogenen noch andere Möglichkeiten der Behandlung. Generell sind in Deutschland vom Bundesinstitut für

Arzneimittel und Medizinprodukte folgende Medikamenten-gruppen als Therapiemöglichkeiten zugelassen:

- Kalzium
- Vitamin D
- Hormone (inzwischen aber nur in Ausnahmefällen!)
- SERMS
- Biphosphonate
- Fluorid
- Kalzitonin

Dabei zählt Kalzium, meist in Kombination mit Vitamin D, als Basis jeder Osteoporose-Behandlung. SERMS ist die Abkür-zug für selektive Östrogen-Rezeptor-Modulatoren. Es handelt sich hierbei um östrogenähnliche Stoffe aus dem Pharmalabor. Diese Substanzen entfalten ihre hormonelle Wirkung nur dort, wo es gewünscht wird. Zumindest haben die bisherigen Un-tersuchungen nichts Gegenteiliges ergeben. Das heißt, Östro-gene im Skelett halten den Knochenabbau auf und verhindern Frakturen. Gleichzeitig sollen SERMS aber auch als Östrogen-blocker wirken, nämlich dort, wo eine Östrogenkonzentration unerwünscht ist, wie etwa in der Brust. Unter dem Namen *Ra-loxifen* sorgt dieses Designer-Östrogen schon seit Jahren immer wieder für euphorische Schlagzeilen. Man sagt ihm nicht nur eine Osteoporose-Prophylaxe nach, sondern auch einen Schutz vor Brustkrebs. Seit 1998 gibt es auch in Deutschland ein Prä-parat (*Evisia*). Aber selbst wenn die Meldungen immer wieder vielversprechend klingen – das taten sie bei der Hormonthera-pie auch – fehlen noch Langzeitbeobachtungen für eindeutige Ergebnisse.

Dann gibt es noch die Biphosphonate. Sie haben letztlich den-selben Effekt wie die Hormone. Sie stoppen zwar den Knochen-abbau, es wird aber kein neuer Knochen gebildet. Anders hingegen verhalten sich die Fluoride. Durch sie ist es möglich, tatsächlich neue Knochensubstanz zu bilden. Dafür zeigte sich jedoch in Untersuchungen, dass trotz Knochenneubildung die Frakturrate nicht zurückging. Dies besagt, dass eine hohe Knochendichte alleine nicht ausreicht – der Knochen muss zusätzlich stabil sein. Bei einer Behandlung mit Fluoriden muss ausreichend Kalzium zugeführt werden. Das geht entweder über eine kalziumreiche Ernährung oder über Tabletten. Außerdem sprechen nicht alle Patienten auf eine Fluoridtherapie an.

Und schließlich steht noch Kalzitonin zur Verfügung. Das ist ein Schilddrüsenhormon, das neben Östrogen, Thyroxin (ebenfalls ein Schilddrüsenhormon), Wachstumshormonen und dem Nebenschilddrüsenhormon Parathormon am Auf- und Abbau des Knochenstoffwechsels beteiligt ist. Kalzitonin hemmt den Knochenabbau und wirkt schmerzlindernd. Insofern wird dieses Präparat vorwiegend bei bereits erkrankten Personen angewendet, und zwar als Nasenspray, da es über den Verdauungstrakt schlecht aufgenommen wird.

Besprechen Sie dieses Thema ausführlich mit Ihrer Ärztin oder Ihrem Arzt, falls Sie eine entsprechende Therapie machen wollen oder müssen.

Starke Knochen brechen nicht

Ich wage zu behaupten, dass starke Knochen nicht oder zumindest nicht so leicht brechen. Je früher Sie damit anfangen, sich gesund, ausgewogen und regelmäßig zu ernähren, desto weniger Probleme macht Ihnen Ihr Körper. Sie tanken Ihren Wagen ja auch regelmäßig auf, denn ohne Sprit läuft er einfach nicht. Und Sie bringen ihn in die Inspektion, sonst bleibt er irgendwann einmal liegen. Nicht anders verhält es sich mit Ihrem Körper. Behandeln Sie ihn also nicht schlechter als Ihr Auto!

Kalzium ist ein wichtiges Mineral zum Aufbau von Zähnen und Knochen, für die Blutgerinnung und die Steuerung der Nerven- und Muskelfunktion. Der Tagesbedarf liegt bei 800 bis 1200 mg, manche Ärzte sind aber der Meinung, Frauen in den Wechseljahren sollten mindestens 1500 mg nehmen. Die Deutsche Gesellschaft für Ernährung schlägt 1000 mg ab einem Alter von 25 Jahren vor. Diesen Mittelwert für Kalzium finde ich ebenfalls empfehlenswert. Nicht ganz unerheblich für die Kalziumverwertung ist Vitamin D. Je mehr davon, desto höher ist die Verwertbarkeit des Kalziums. Da die Sonne in unserer Haut das Vitamin D bildet, ist die Aufnahme gesichert, solange wir uns ausreichend im Freien aufhalten (ungefähr 20 Minuten täglich).

Hauptsächlich ist Kalzium in Milchprodukten vorhanden. So enthalten z. B. 200 g Joghurt (1,5 % Fett) 240 mg Kalzium, 30 g Emmentaler (45 % Fett) 306 mg und 200 ml Milch (1,5 % Fett) 240 mg Kalzium. 200 g Joghurt mit 3,5 % Fett enthalten vergleichsweise etwa 320 mg Kalzium. Ein höherer Fettgehalt geht also auch mit höherem Kalziumgehalt einher. Aber da frau im Alter etwas mehr auf die Pfunde achten muss (die meisten jedenfalls), ist es sinnvoller, fettarme Produkte zu wählen.

Nicht zu vernachlässigen ist kalziumreiche Kost, wie Gemüse (Grünkohl, Spinat, Brokkoli, Porree, Sellerie, Kohlrabi, Brunnenkresse, Löwenzahn), Samen (Sesam, Mohn), Nüsse (Walnüsse, Haselnüsse, Mandeln) und Sojaprodukte. Letztere sind ganz besonders empfehlenswert. Denn Untersuchungen haben gezeigt, dass Osteoporose und Wechseljahrbeschwerden in asiatischen Ländern so gut wie kein Thema sind. Man führt das auf den hohen Verzehr von Sojaprodukten zurück. Soja enthält Phytoöstrogene – pflanzliche Hormone. Ich mache Sie in Kapitel 8 »Alternativen bei Hitzewallungen & Co.« ausführlich damit bekannt. Nehmen Sie also ruhig Sojaprodukte, von denen es inzwischen reichlich auch in unseren Supermärkten oder in Asienläden gibt, in Ihren Ernährungsplan auf. 200 ml Sojamilch enthält beispielsweise 230 mg Kalzium und schmeckt sehr lecker.

Kalziumräuber in der Nahrung sind Alkohol, Koffein, Teein, Zucker, Salz und tierisches Eiweiß, sowie Phosphat (vor allem in Fleisch- und Wurstwaren) und Fett. Hier gilt einfach: Maß halten. Nicht zu vergessen – das Nikotin. Bekannt ist, dass Rauchen die Östrogenproduktion herabsetzt und zu einer früheren Menopause führen kann.

Welche Substanzen daran beteiligt sind, ist noch weitgehend unbekannt. Rauchen ist für den gesamten Organismus schädlich – in Europa sterben jährlich rund 400 000 Menschen an den Folgen des Tabakkonsums – und insofern ist Ihre letzte Zigarette die beste.

Mindestens ebenso wichtig für die Knochen wie Kalzium, ist Bewegung. Entscheidend ist die Kontinuität. Wenn Sie Sport treiben wollen, suchen Sie sich etwas aus, was Ihnen auch langfristig Spaß macht. Wofür Sie sich entscheiden, ist letztlich nicht wichtig. Optimal ist natürlich eine Sportart im Freien. Dann können Sie zwei Fliegen mit einer Klappe schlagen: Bewegung und die Aufnahme von Vitamin D. Wie wäre es also mit Rad fahren, Wandern, Joggen, Walken, Ski fahren im Winter, Schwimmen im Sommer? Und das Ganze vier- bis fünfmal pro Woche etwa eine halbe Stunde. Besonders effektiv ist ein sogenanntes »dynamisches Muskeltraining«. Das wurde in einer Untersuchung im Rahmen der medizinischen Weltraumforschung festgestellt. Ziel der Forschung war, herauszufinden, wie das Knochenskelett auf kosmische Langzeitflüge reagiert, wo keinerlei körperliche Bewegung stattfindet – genau wie bei Langzeit-Bettlägerigen. Zwei Monate lang musste eine Gruppe gesunder junger Männer im Bett verbringen, um herauszufinden, wie sich diese Immobilität auf die Knochendichte auswirkt. Eine andere Gruppe von Probanden begann trotz Bettlägerigkeit mit einem speziellen Gerät zu trainieren. Sie mussten ein stark vibrierendes Brett mit den Füßen stemmen. Die Ergebnisse waren ziemlich beeindruckend. Schon nach kurzer Zeit waren bei den reinen Bett-Probanden nicht nur die Muskeln erschlafft, sondern es war auch eine messbare Abnahme der Knochendichte zu verzeichnen. Gleichzeitig wurde bei der Trainingsgruppe keine Abnahme der Knochendichte festgestellt – sie konnten sogar etwas Muskeln aufbauen. Dieses dynamische Muskeltraining ist vergleichbar mit Powerwalking (zügiges Gehen) oder Treppensteigen. Ein weiterer Beweis dafür, wie wichtig Bewegung für Ihre Knochen ist.

Abschließend zu diesem Thema möchte ich noch betonen, dass eine Osteoporose eine ernstzunehmende und behandlungsbedürftige Krankheit ist. Doch die Angst davor, geschickt geschürt von den Werbeabteilungen der Pharmaindustrie und weitergegeben von – manchmal durchaus ernsthaft besorgten – Ärzten, darf nicht den Blick für die Realität verstellen.

KAPITEL 8

Alternativen bei Hitzewallungen & Co.

Allein in Deutschland nehmen bis zu fünf Millionen Frauen Hormone ein, in der Altersgruppe der 50- bis 60-Jährigen ist es jede zweite. Die Mehrheit dieser Frauen nimmt Kombipräparate: Tabletten, die sowohl Östrogene als auch Gestagene enthalten. Ein kleinerer Teil – das sind Frauen, denen die Gebärmutter entfernt wurde, bekommt Monopräparate, also ausschließlich Östrogene. Viele Frauen greifen deshalb zu Hormonen, weil das ihrer Ansicht nach die einzige Möglichkeit ist, den quälenden Wechseljahrbeschwerden Einhalt zu gebieten. Unterstützt wird diese Einstellung von der Pharmaindustrie und von jenen Ärzten/innen, die ihren Patientinnen entweder keine Alternativen zur Verfügung stellen oder behaupten, die alternativen Mittel und Methoden seien wirkungslos. Diese Behauptung aber stimmt schlichtweg nicht. Wenden wir uns also den Alternativen zur Hormonersatztherapie zu.

Hitzewallungen

Zu den am schlimmsten empfundenen Wechseljahrbeschwerden gehören zweifellos Hitzewallungen und Schweißausbrüche. Folgewirkungen dieser Problematik können Schlafstörungen,

Herzrasen und -klopfen sowie Schwindelgefühle und Kopfschmerzen sein. Bei dem Symptom *Hitzewallungen* handelt es sich um *das klassische Wechseljahrsymptom* schlechthin; daher werde ich es sehr ausführlich behandeln.

Vorausschicken möchte ich, dass viele der Alternativen zur Hormonersatztherapie, die ich Ihnen hier im Zusammenhang mit den Hitzewallungen vorstellen werde, darüber hinaus auch zur Behandlung sämtlicher Klimakteriumssymptome geeignet sind. Östrogenhaltige Nahrung hilft beispielsweise einerseits, die Anzahl und Intensität der Hitzeausbrüche zu reduzieren, ist aber andererseits auch bestens geeignet, Ihr Wohlbefinden während der Wechseljahre insgesamt zu steigern. Außerdem beugen Sie mit einer östrogenhaltigen Ernährung der Osteoporose vor, schützen Ihr Herz und senken das Krebsrisiko. Sie sollten also nicht schlussfolgern: »Ich habe keine Hitzewallungen, also brauche ich keine Sojaprodukte zu essen.« Lassen Sie keinen Versuch aus, der Ihnen den Wechsel erleichtert, verschönt und Sie dabei auch noch gesund bleiben lässt.

Hitzewallungen und Schweißausbrüche folgen keinem einheitlichen Schema: Sie treten sowohl tagsüber als auch nachts auf, sie kommen im Stundentakt oder schubweise etwa eine Woche lang mehrmals täglich, dann ist wieder einige Wochen lang Ruhe. Sie können auch wiederholt innerhalb einer Stunde oder nur alle paar Tage auftreten. Insofern ist auch die Behandlung sehr schwierig, weil Sie nicht genau sagen können, wann sie wirklich anschlägt. Daher ist Ihre Geduld hier ganz besonders gefordert. Es nützt nichts, eine Behandlung für ein paar Tage oder Wochen durchzuziehen, hier müssen Sie schon einige Monate investieren.

Besonders lästig sind Hitzewallungen natürlich im Berufsleben – doch es gibt sehr einfache Maßnahmen, mit denen Sie sich helfen können. Zum Beispiel mit dem *Zwiebel-Look*: Ziehen Sie mehrere Kleidungsstücke übereinander an, so dass Sie, je nach Bedarf ein Stück nach dem anderen ausziehen können. Seien Sie selbstbewusst und öffnen Sie ein Fenster, wenn eine Wallung naht, und sagen Sie Ihren Kollegen/innen durchaus, warum Sie das tun. Beim ersten Mal kostet es Sie vielleicht etwas Überwindung, doch mit der Zeit wird das selbstverständlich – für Sie und Ihre Mitmenschen. Denn das Verständnis anderer ergibt sich in der Regel erst daraus, dass man sie informiert hat. Ein solches Vorgehen ist jedenfalls besser und sinnvoller, als still vor sich hin zu leiden.

Greifen Sie zu Eiswürfeln und kühlen Sie damit Nacken und Gelenke, oder legen Sie sich einen kalten Waschlappen auf den Nacken und auf die Stirn. Eine Freundin von mir hält immer *coolpacks* im Eisfach ihres Büro-Kühlschranks bereit. Wenn es so weit ist, legt sie sich diese in den Nacken und auf die Stirn. Das funktioniert prima. Drehen Sie an Ihrem Arbeitsplatz die Temperatur herunter, so kühl, wie Sie es vertragen können. Beobachtungen haben gezeigt, dass Frauen in einem Raum mit einer Durchschnittstemperatur von 19 Grad weit weniger an Hitzewallungen leiden als bei höheren Temperaturen. Probieren Sie es aus. Das Gleiche gilt natürlich auch für Ihr Zuhause und insbesondere für Ihr Schlafzimmer. Versuchen Sie, so kühl wie möglich zu schlafen. Dies ermöglicht Ihnen das Durchschlafen – ohne Störungen durch lästige Wallungen.

Vermeiden Sie alles, was Hitzeattacken verursachen könnte. Sie werden schnell merken, welche Auslöser das sind: eine heiße Tasse Kaffee oder Tee, eine heiße Suppe ebenso wie eine hitzige Diskussion, Alkohol, scharfes Essen, Salz, Süßigkeiten – Letztere, weil starke Blutzuckerschwankungen Hitzewallungen verursachen können. Trinken Sie viel Wasser, es trägt zur inneren Abkühlung bei.

Führen Sie Tagebuch darüber, wann die vermaledeiten Wallungen auftreten, damit Sie solche Situationen künftig vermeiden können. Auseinandersetzungen im Büro oder in der Familie, oft genug Auslöser von Hitzewallungen, lassen sich natürlich kaum willentlich beeinflussen.

Phytoöstrogene

Ich habe schon erwähnt, dass Wechseljahrbeschwerden in asiatischen Ländern eine sehr untergeordnete, kaum nennenswerte Rolle spielen. Dies hängt, Untersuchungen zufolge, maßgeblich mit der in diesen Ländern üblichen sojareichen Ernährung zusammen. Soja enthält Phytoöstrogene, sogenannte Isoflavone, die in der Lage sind, Hitzewallungen in Schach zu halten. Verschiedene Studien sind da sehr vielversprechend. In Australien bekamen Frauen drei Monate lang täglich 40 g Sojamehl, eine Vergleichsgruppe erhielt 40 g Weizenvollkornmehl. Immerhin sank die Zahl der Hitzewallungen bei der »Sojagruppe« um 40 Prozent. Sowohl die Intensität als auch die Häufigkeit der Wallungen nahmen deutlich ab. Bei der »Weizenmehlgruppe« tat sich erwartungsgemäß zunächst gar nichts. Doch nach sechs Wochen sank auch hier die Rate der Wallungen um 25 Prozent. Kein Wunder, denn auch Weizenvollkornmehl enthält Phytoöstrogene, wenn auch wesentlich weniger als Sojamehl. Aber immerhin zeigt sich daran, dass selbst geringe Mengen helfen, wenngleich man dafür etwas mehr Geduld benötigt.

In den USA brachte eine Vergleichsstudie ebenfalls gute Ergebnisse. Drei Monate lang bekam eine Gruppe Frauen 60 g isoliertes Sojaprotein. Die Vergleichsgruppe bekam ein anderes Präparat. Die Anzahl der Hitzeattacken in der »Sojagruppe« ging um 45 Prozent zurück. Es spricht also nichts dagegen, sondern einiges dafür, Sojaprodukte in den Speiseplan aufzunehmen.

Sojabohnen enthalten zwei der wichtigsten Isoflavone, das Fenistein und das Daidzein. Der Fettgehalt von Sojabohnen ist gering, der Anteil an hochwertigem Protein dagegen groß; außerdem liefern sie Kalzium und die cholesterinfreien Omega-3-Fettsäuren.

Und noch etwas ist positiv an den Phytoöstrogenen: Sie stimulieren weder das Wachstum von Brustkrebszellen, noch haben sie Einfluss auf das Wachstum der Gebärmutterschleimhaut. Das heißt, zum einen droht keine Gefahr eines Mammakarzinoms, zum anderen verursachen diese Östrogene keine Blutungen. Darum ist die Brustkrebsrate in Asien geringer als in den westlichen Ländern. Übrigens ist auch das Auftreten eines Prostatakarzinoms bei Männern vergleichsweise geringer. Phytoöstrogene scheinen nicht nur auf hormonabhängige Krebsarten einen günstigen Einfluss zu haben, sondern auch auf Darmkrebs. In Versuchen hat sich gezeigt, dass das Genistein, das zur Gruppe der Isoflavone gehört, die Bildung neuer Blutgefäße verhindert, die notwendig sind, um den Tumor mit Nahrung zu versorgen: Genistein lässt den Tumor buchstäblich verhungern. Aber die Bohne kann noch mehr: Sie senkt das Cholesterin und die Blutfette, ist damit gut zu Ihrem Herzen. Außerdem beugen die Phytoöstrogene Knochenschwund und Arteriosklerose vor.

Greifen Sie also zu. Japaner/innen verzehren bis zu 100 mg Isoflavone täglich. Das entspricht etwa 20 g Sojaproteinpulver, das Sie in Reformhäusern oder Naturkostläden kaufen können. Ich halte wenig von diesem Pulver, weil man nicht genau weiß, ob isolierte Phytoöstrogene dieselbe Wirkung haben wie das Lebensmittel Soja an sich bzw. Soja in seiner natürlich vorkommenden organischen Gesamtstruktur. Hier verhält es sich genauso wie mit den Vitaminen: Nicht Tabletten, sondern Obst und Gemüse bieten Ihnen das gesamte natürliche Spektrum an Wirkstoffen.

Es ist also wesentlich sinnvoller – und letztlich auch gesünder –, wenn Sie es schaffen, Ihren Speiseplan ein wenig umzukrempeln und mehr Sojaprodukte zu essen. Dank der großen Auswahl, die es inzwischen auch bei uns gibt, ist für Abwechslung gesorgt. Es gibt Sojabohnen, Sojabohnensprossen, Sojamehl, Tofu, Miso (gegorene Sojabohnenpaste), Sojasauce (Achtung beim Würzen, sie ist stark salzhaltig), Sojawürstchen, Sojamilch, Sojadrinks, Sojadesserts, Sojanüsse. Die Vielfalt des Angebotes scheint ständig zuzunehmen. Aber eine kleine Einschränkung muss ich machen. Nicht überall wo Soja draufsteht, sind auch Isoflavone drin. Stark verarbeitete Sojaprodukte, wie die Sauce, Würstchen, Käse oder Joghurt, verlieren während des Herstellungsprozesses das Genistein. Deshalb ist es besser, wenn Sie nur reine, bzw. wenig verarbeitete Produkte verwenden, wie Sojabohnen, Sojamehl, Sojamilch oder Tofu.

Tofu, ein aus Sojabohnenmilch gewonnenes quarkähnliches Produkt, lässt sich in allen erdenklichen Variationen einsetzen: Sie können den Tofu braten, marinieren oder als Einlage für Saucen und als Brotauflage verwenden. Aus Sojamilch können Sie leckere Desserts oder Shakes zubereiten und das Sojamehl zum Backen verwenden. Mischen Sie es mit anderen Mehlsorten, da es glutenfrei (frei von Klebereiweiß) ist und daher nur schlecht aufgeht. Es gibt inzwischen einige gute Kochbücher zum Thema Soja – Sie finden diese im Anhang unter dem Stichwort »Kochbücher«.

Neben Tofu ist seit einiger Zeit auch Tempeh, eine Sojabohnenmasse aus Indonesien, hier erhältlich. Tempeh reift mit Hilfe von Schimmelpilzkulturen und ist im Gegensatz zum Tofu mit seinem nussigen Geschmack wesentlich würziger. Vegetarier benutzen Tempeh gerne als Fleischersatz. Sie können ihn braten, grillen und in Saucen und Salaten verwenden.

Falls Ihr Mann oder Partner die Nase rümpft, dann überzeugen

Sie ihn damit, dass Soja nachweislich vor Prostatakrebs schützt. Die Krebsrate in Asien ist, wie schon gesagt, wesentlich niedriger als bei uns, unter anderem dank des Sojaverbrauchs.

Die Frage nach der täglichen Menge Soja ist nicht ganz einfach zu beantworten. Entscheidend ist, wie viele Proteine in den jeweiligen Produkten enthalten sind; auf den Packungen sind die Proteinmengen meist nicht deklariert. 1 g Sojaprotein enthält ungefähr 2 mg Isoflavone. Empfehlenswert sind zwei bis drei Sojaportionen über den Tag verteilt. Wenn Sie beispielsweise morgens und abends ein Glas Sojamilch trinken und zwischendurch ein Gericht mit Tofu zubereiten, hätten Sie – über den Daumen gepeilt – ungefähr 50 mg Isoflavone zu sich genommen. Das ist bereits ein sehr guter Wert.

Ein Hinweis: Wenn Sie Sojaprodukte kaufen, lassen Sie sich von der Verkäuferin sagen, welche Inhaltsstoffe vorhanden sind. Bekommen Sie keine befriedigende Antwort, lassen Sie lieber die Finger davon und suchen Sie nach solchen Produkten, deren Deklaration genauere Auskünfte gibt.

Die Sojabohne ist zweifellos die ultimative Lieferantin von Phytoöstrogenen. Aber es gibt noch mehr Pflanzen, die Phytoöstrogene enthalten, allerdings nicht in der hohen Konzentration, wie wir sie von der Sojabohne kennen und schätzen. Wenn Sie aus dem folgenden umfangreichen Angebot an Obstsorten, Gemüsen, Getreiden, Ölen und Kräutern wählen, können Sie mit wirksamen Mitteln – direkt aus der Natur – Ihre klimakterischen Beschwerden auf natürliche Weise in Schach halten:

- **Früchte:** Äpfel, Granatäpfel, Birnen, Kirschen, Pfirsiche, Pflaumen (frisch und getrocknet), Papayas, rote und schwarze Johannisbeeren, Preiselbeeren, Stachelbeeren, Himbeeren, Erdbeeren, Lychees, Trauben, Zitronen, Orangen, Zuckermelonen, Rhabarber, Avocados, Oliven

- **Gemüse und Hülsenfrüchte:** Linsen, Bohnen, Kichererbsen, Möhren, Spargel, Brokkoli, Kohl, Alfalfasprossen (auch als Luzerne bekannt), Blumenkohl, Sellerie, Gurken, Auberginen, grüner Paprika, Pilze, Zwiebeln, Rettich, Erbsen, Kartoffeln, Seetang, Squash (eine Art Speisekürbis, der bei uns nicht ganz einfach zu bekommen ist), Süßkartoffeln, Tomaten, schwarze, weiße, grüne und rote Bohnen, Kürbis, Lauch, Knoblauch, Fenchel, Rüben, Sojabohnen, Mungosprossen
- **Getreide:** Gerste, Hopfen, Hafer, Reis, Weizen, Roggen
- **Samen, Kerne und Nüsse:** Leinsamen, Sonnenblumenkerne, Sesamsamen, Anissamen, Kümmelsamen, Kürbissamen, Flachssamen, Haselnüsse, Erdnüsse, Cashews, Walnüsse
- **Kräuter und Gewürze:** Petersilie, Anis, Schnittlauch, Gewürznelken, Rotklee, Weinblätter, Traubensilberkerze, Weiße Maulbeere, Süßholzstrauch, Thymian, Salbei, Kurkuma, Kümmel, Ingwer, Mariendistel, Kamille, Ginseng, Brennnessel
- **Öle:** Flachsöl, Olivenöl, Sesamöl, Sonnenblumenöl, Rapsöl

Es gibt zwar deutschsprachige Bücher, die sich mit dem Thema Soja beschäftigen und auch einige Kochrezepte enthalten, aber keine, die sich ausschließlich dem Klimakterium widmen. Deshalb möchte ich Ihnen zwei wirklich wundervolle Kochbücher ans Herz legen, die spezielle Rezepte für die Wechseljahre enthalten. Leider gibt es sie bislang nur in Englisch. Auch wenn Sie nicht so firm in der englischen Sprache sein sollten, lohnt sich die Anschaffung. Vielleicht ziehen Sie ein Wörterbuch, ein Familienmitglied oder eine sprachkundige Freundin zu Rate. Wenn Sie interessiert sind: Die Titelangaben zu diesen Büchern finden Sie im Anhang unter dem Stichwort »Kochbücher«.

Akupunktur

Ein weites Feld an Behandlungsalternativen bietet die Traditionelle Chinesische Medizin, kurz »TCM« genannt, die sich hierzulande aufgrund ihrer Erfolge zunehmend etablieren konnte. Die bekannteste Form der TCM ist die Akupunktur, die – Erfahrungen und Studienergebnissen zufolge – auch bei Hitzewallungen sehr effizient ist. Deshalb ist es empfehlenswert, die Akupunktur zumindest einmal auszuprobieren.

Eine Studie in Schweden von 1995 ergab, dass mit der Akupunktur die Hitzewallungen um 50 Prozent zurückgingen; selbst nach Beendigung der Therapie blieb der Behandlungserfolg bestehen. Die Studienteilnehmerinnen berichteten über seltenere Attacken, die zudem in ihrer Intensität nicht mehr so heftig waren wie vor Beginn der Akupunktur. Schlaflosigkeit und Depression lassen sich durch Akupunktur ebenfalls mildern. Auch in Deutschland wird das Verfahren sehr häufig angewandt. Wenn Sie noch keine Erfahrungen damit gemacht haben, probieren Sie es einfach, denn die Nadeltherapie ist in jedem Fall einen Versuch wert. Wichtig ist, dass Sie eine erfahrene und kompetente Therapeutin oder einen Therapeuten finden. Beziehen Sie Ausbildung, Erfahrung und Empfehlungen von Freundinnen oder Kolleginnen in Ihre Entscheidung mit ein.

Akupressur

Eine Variante ohne Nadeln ist die Akupressur. Dieses Verfahren können Sie bei Hitzewallungen ganz einfach selbst anwenden. Üben Sie jeweils maximal 60 Sekunden sanften Druck auf folgende Punkte aus:

- MP 6 oder *Sanyinjiao*: liegt vier Fingerbreit über dem inneren Fußknöchel
- MP 9 oder *Yinlingquan*: befindet sich an der Innenseite des Knies, knapp unter dem Schienbeinvorsprung
- LE 3 oder *Taichong*: befindet sich zwischen den Enden der Mittelfußknochen, also zwischen der großen und der zweiten Zehe

Achten Sie bitte darauf, dass Sie die Punkte auf beiden Körperseiten stimulieren – die Meridiane (Energiebahnen) sind paarig angeordnet.

Heilkräuter und Pflanzen

Es gibt eine ganze Reihe von Pflanzen und Heilkräutern, die bei Hitzewallungen empfehlenswert sind und aus denen Sie Tee zubereiten können. Ich kann Ihnen allerdings nicht das *eine richtige* Mittel empfehlen, weil jede Frau anders auf Heilkräuter reagiert. Sie müssen also selber ausprobieren, was Ihnen persönlich am besten bekommt und worauf Ihr Organismus gut anspricht. Ideal wäre es, wenn Sie mit einer Fachfrau oder einem Fachmann für Kräuterheilkunde zusammenarbeiten könnten.

Sie werden sich vielleicht wundern, dass ich Ihnen nicht rate, Phytoöstrogene in Tablettenform zu sich zu nehmen. Wann immer ich in diesem Buch von Lebensmitteln, Pflanzen und Kräutern spreche, empfehle ich Ihnen, die »Originale« zu verwenden. Natürlich bietet die Pharmaindustrie eine breite Palette von Präparaten an, die Phytoöstrogene enthalten. Und das wird sich jetzt, nachdem die Hormonpillen in Verruf geraten sind, noch steigern, wie sich gerade anhand einer uralten Pflanze, dem Rotklee zeigt. Nachdem der Hormonmarkt einzubrechen droht, braucht die Pharmaindustrie einen weiteren absatzträchtigen Markt und mit »natürlichen, pflanzlichen Mitteln gegen Wechseljahrbeschwerden« wird gerne geworben. Doch damit ersetzen Sie nur die eine Unsicherheit gegen die andere. Diese Form der Medikation ist kaum langzeituntersucht. Niemand weiß letztlich, welche Auswirkungen die isolierten Stoffe wirklich haben; sie können also nicht ohne weiteres als ungefährlich eingestuft werden.

Deshalb nochmals mein Rat: Bleiben Sie bei den natürlichen Phytoöstrogenen, das heißt, in der Form, wie die Natur sie hervorbringt. Phytoöstrogene sind, wie Sie in den Listen gesehen haben, in überaus vielen Lebensmitteln zu finden. Doch nun zu den – natürlichen – Heilkräutern.

Cimicifuga racemosa

Eine Pflanze, die immer wieder in der Literatur genannt wird und auch bei Gynäkologen/innen hoch im Kurs steht, ist die *Cimicifuga racemosa*, auch als *Echtes Wanzenkraut*, *Traubige Silberkerze* oder *Schwarze Schlangenwurzel* bekannt. Das Wissen um die Eigenschaften und Fähigkeiten dieser Pflanze haben wir der indianischen Tradition und Heilkunst zu verdanken. Die Pflanze mit den vielen Namen hat östrogene Eigenschaften und blockiert im Gehirn die sogenannten Serotonin-Rezeptoren, die unter anderem für die Regulierung der Körpertemperatur verantwortlich sind. In verschiedenen Studien hat sich daher gezeigt, dass sie sowohl gegen Hitzewallungen als auch beruhigend auf die Nerven wirkt und Flüssigkeitsansammlungen im Gewebe verhindert. Es kann aber bei ihrer Anwendung auch zu Nebenwirkungen kommen. Die östrogene Wirkung könnte die Monatsblutung verstärken, manche Frauen berichteten auch von Kopfschmerzen, Übelkeit und Sehstörungen. Wie ich schon erwähnte, müssen Sie selber ausprobieren, welche Heilkräuter und Pflanzen Ihnen gut bekommen. Aber Vorsicht: Frauen mit östrogenabhängigen Tumoren, wie zum Beispiel Brustkrebs, dürfen dieses Mittel auf keinen Fall anwenden.

Zubereitung eines Tees aus der getrockneten Wurzel der Cimicifuga racemosa:

🍵 Einen schwachen Teelöffel der Wurzel mit einer Tasse Wasser (1 Tasse entspricht 150 ml) übergießen und zum Kochen bringen. Etwa 15 Minuten leicht köcheln lassen, abseihen.

☕ Dreimal täglich eine Tasse heiß oder warm trinken.

Vitex Agnus castus oder Mönchspfeffer

Fast ebenso bekannt wie *Cimicifuga racemosa* ist *Vitex Agnus castus* alias *Mönchspfeffer, Keuschlamm* oder *Keuschbaumbeere*. Die Pflanze galt in der Antike als »Wächterin der Keuschheit«, was im Namen erhalten geblieben ist. In Untersuchungen hat die Pflanze widersprüchliche Wirkungen aufgezeigt. So hat sie einerseits den Ruf als ausgezeichnetes Aphrodisiakum (den Geschlechtstrieb anregendes Mittel) und andererseits bewirkt sie genau das Gegenteil. Das deutet darauf hin, dass der *Mönchspfeffer* eine ausgleichende Wirkung hat. Was gerade aus der Balance geraten ist, bringt die Pflanze ins Lot. Insofern kann sie auch das Ungleichgewicht im Hormonhaushalt während der Wechseljahre stabilisieren.

Zubereitung eines Tees aus Mönchspfeffer:

🍵 1 Teelöffel getrocknete Früchte mit einer Tasse kochendem Wasser übergießen, 15 Minuten ziehen lassen, abseihen.

☕ Dreimal täglich eine Tasse trinken.

Salbei

Unsterblichkeit versprachen sich die alten Griechen vom Salbei, der Alter und Krankheit vertreiben sollte. Ewiges Leben erhofft sich heute niemand mehr von dieser Pflanze, doch konnte man ihr eine leicht östrogene Wirkung und einen blutdrucksenkenden Effekt nachweisen. Viele Frauen berichten, dass sie mit Hilfe von Salbeitee eine recht schnelle Linderung von Hitzewallungen und Nachtschweiß feststellen. Probieren Sie aus, ob das auch für Sie gilt.

Zubereitung eines Tees aus getrockneten Salbeiblättern:
- 🍵 1 bis 2 Teelöffel getrocknete Salbeiblätter mit einer Tasse kochendem Wasser übergießen, 10 Minuten ziehen lassen, abseihen.
- ☕ Zwei- bis dreimal täglich eine Tasse trinken.

Rotklee

In aller Munde ist, wie ich zuvor bereits erwähnte, derzeit der Rotklee. Sie kennen diese Pflanze garantiert, denn sie wächst überall, auch in Ihrem Garten, und wird als eiweißreiche Futterpflanze geschätzt. Rotklee enthält aber auch Phytoöstrogene und soll sehr gut gegen Hitzewallungen wirken. Das macht die Pflanze auch für die Pharmaindustrie interessant.

Sie können Rotklee auf verschiedene Arten ausprobieren. Pflücken Sie im Sommer zur Blütezeit (Juni bis September) Blüten und Blätter und streuen Sie sie über Salate. Sie können auch nur die Blätter sammeln und zu einer Art Spinat verarbeiten. Falls Sie Brot backen, mischen Sie dem Mehl getrocknete Blüten bei. Und schließlich lässt sich aus den getrockneten Blättern und Blüten ein Tee herstellen.

Zubereitung eines Tees aus Rotklee:

🍵 1 Esslöffel (oder ca. 1,5 g) getrocknetes Kraut mit einer Tasse heißem Wasser überbrühen, ca. 15 Minuten zugedeckt ziehen lassen, abseihen.

☕ Dreimal täglich eine Tasse trinken.

Weinraute

Eine typische Vertreterin der sogenannten »Kloster-Medizin«, die von Nonnen und Mönchen stammt, ist die *Weinraute*. In der Antike schätzte man sie als Heil- und Zauberpflanze, sie wurde sogar gegen die Pest eingesetzt. Die Inhaltsstoffe der Pflanze haben östrogenähnliche Eigenschaften und wirken Hitzewallungen entgegen. Pflanzen Sie die *Weinraute* an, falls Sie einen Garten haben – sie wächst problemlos in unseren Gefilden. Kauen Sie regelmäßig nach den Mahlzeiten zwei bis drei kleine Blättchen. Getrocknete Blätter können Sie zum Würzen von Fleisch, Fisch und Saucen verwenden oder machen Sie einen Tee daraus.

Zubereitung eines Tees aus der Weinraute:

🍵 1 Teelöffel mit einer Tasse kochendem Wasser übergießen, 10 Minuten ziehen lassen, abseihen.

☕ Zweimal täglich eine Tasse trinken.

Weit häufiger findet die Weinraute heute allerdings Verwendung in der Homöopathie. Darüber später mehr im Abschnitt »Homöopathie«.

Herzgespannkraut

Eine interessante Pflanze ist das *Herzgespannkraut*. Seine erste Erwähnung in deutscher Sprache fand das Kraut im Buch *Gart der Gesundheit* von 1485, wo es gegen Magendrücken und

Herzkrämpfe empfohlen wird. Ein englisches Kräuterbuch empfiehlt es bei »melancholischen Gedanken«. Lange Zeit war diese Pflanze in Vergessenheit geraten, in jüngster Zeit findet sie jedoch wieder Verwendung bei klimakterischen Beschwerden. Das *Herzgespannkraut* wirkt nicht nur bei Hitzewallungen, es hat auch eine beruhigende Komponente.

Zubereitung eines Tees aus Herzgespannkraut:

🍵 Geben Sie über 2 Teelöffel zerkleinertes Kraut ¼ l heißes Wasser, lassen Sie es 10 Minuten ziehen und seihen es dann ab.

☕ Zwei bis vier Tassen täglich warm und ungesüßt trinken.

Der weibliche Ginseng

Eine ebenfalls interessante Heilpflanze ist *der weibliche Ginseng*, eine chinesische Pflanze, auch als *Dong quai, Dang Gui*, oder *Angelica sinensis* bekannt. Die östrogenähnlichen Eigenschaften der Wurzel lassen Hitzewallungen rasch verschwinden. Sie enthält auch Cumarin, das der Bildung von Blutgerinnseln entgegenwirkt. Insofern ist Vorsicht geboten: Wer blutverdünnende Medikamente nimmt, sollte auf die Einnahme dieser Pflanze verzichten.

Falls Sie die Wurzel in Ihrer Apotheke bekommen, bereiten Sie den Tee laut Gebrauchsanweisung zu und trinken Sie täglich etwa ¼ l Tee. Manchmal werden auch Tinkturen aus dieser Ginsengpflanze angeboten. Die übliche Dosierung liegt bei 30 Tropfen bis zu dreimal täglich.

Es gibt Hinweise darauf, dass zum Beispiel auch Veilchen, Holunder, Vogelmiere, Himbeere, Steinklee, Grüne Minze, Eisenkraut eine abkühlende Wirkung haben.

Abschließend möchte ich Ihnen nochmals raten, eine Kräuterfachfrau oder einen Kräuterfachmann zu konsultieren. Sie – oder er – kann Ihnen eine speziell auf Ihre Bedürfnisse und Symptome zugeschnittene Mischung zusammenstellen. Eines müssen Sie in jedem Fall aufbringen: Geduld. Werfen Sie nicht nach zwei Wochen die Flinte ins Korn. Es bedarf mehrerer Wochen, manchmal sogar Monate, bis sich die Wirkung von Pflanzen und Heilkräutern einstellt.

Homöopathie

Geduld gilt auch für die Homöopathie. Falls Sie mit dieser alternativen Heilmethode vertraut sind, umso besser. Falls nicht, ist es ratsam, eine Spezialistin oder einen Spezialisten aufzusuchen, da homöopathische Mittel auch unerwünschte Wirkungen haben können und die Selbstbehandlung ein Risiko sein kann.

Empfehlenswert gegen Hitzewallungen ist die Potenz D 6.
- Dosierung: 3 mal täglich 10 Tropfen oder 5 Globuli (kleine Kügelchen) oder eine Tablette oder eine Messerspitze Pulver.

Geeignet in dieser Potenz und Dosierung sind:

- *Ruta graveolens* (Weinraute)
- *Acidum sulfuricum* (Schwefelsäure)
- *Agaricus muscarius* (Fliegenpilz)
- *Aristolochia* (Osterluzei)
- *Cimicifuga* (Echtes Wanzenkraut)
- *Crotalus* (Wald-Klapperschlange)
- *Helonia dioica* (Falsches Einkorn)
- *Lachesis* (Gift vom Buschmeister)
- *Pulsatilla* (Wiesenküchenschelle)

- *Rauvolfia serpentina* (Indische Schlangenwurzel)
- *Sanguinaria* (Kanadische Blutwurzel)
- *Sepia* (Tintenfisch)
- *Valeriana* (Baldrian)

Alle diese Mittel wirken gegen Hitzewallungen, wobei zwei in der Literatur besonders hervorgehoben werden: *Rauvolfia serpentina* und *Sanguinara*.

Achtung bei *Agaricus muscarius*, dem Fliegenpilz: Es ist zwar nicht verschreibungspflichtig, aber sehr vorsichtig anzuwenden. Eine unsachgemäße Anwendung kann Muskelkrämpfe, Lähmung, Halluzination und Bewusstlosigkeit zur Folge haben. Das Schlangengift *Crotalus* ist bis einschließlich der Verdünnung D 3 verschreibungspflichtig. Falsch dosiert kann es zu einer Schädigung des Nervensystems, Zerstörung der roten Blutkörperchen und Kreislaufversagen führen. *Lachesis* und *Rauvolfia serpentina* sind ebenfalls verschreibungspflichtig bis einschließlich der Verdünnung D 3.

Entspannungsübungen und Sport

Grundsätzlich sind Entspannungsübungen und Sport ein ausgezeichnetes Mittel, um nahezu beschwerdefrei durch die Wechseljahre zu kommen. Hitzeattacken lassen sich damit besonders gut in Schach halten.

Es ist sicherlich nicht ganz einfach, ausgerechnet während einer Hitzewallung eine Entspannungsübung zu absolvieren. Aber der Versuch lohnt sich. Überlegen Sie, was passiert, wenn Sie sich heftig ärgern oder in ein Streitgespräch involviert sind. Sie fühlen förmlich, wie Ihre Körpertemperatur ansteigt, die Hitze nach oben steigt, womöglich bekommen Sie rote Wangen oder Flecken im Gesicht. Was hilft? Zum Beispiel mehrmals ganz tief durchatmen, das senkt Pulsschlag, Herzfrequenz und die Körpertemperatur. Sie haben wieder »einen kühlen Kopf«.

Ähnlich verhält es sich bei Hitzewallungen. Wenn Sie registrieren, dass die Woge im Anrollen ist, versuchen Sie Folgendes:

1. Wenn möglich, ziehen Sie sich an einen kühlen Ort zurück oder stellen Sie sich ans offene Fenster.
2. Atmen Sie tief durch: mit langen, ruhigen Atemzügen. Versuchen Sie ganz bewusst, Ihre innere Anspannung zu lösen.

Wenn Sie an der Verbesserung Ihrer Atmung interessiert sind, empfehle ich Ihnen Yoga oder Meditation. Diese beiden Methoden beschäftigen sich ausführlich mit der Atemtechnik und bieten dazu verschiedene Atemübungen an. Atemkurse werden häufig auch von Volkshochschulen angeboten. Oder Sie kaufen sich Bücher zum Thema und probieren es im »Do-it-yourself-Verfahren«.

Ein Tipp: Viele Frauen denken, man sieht ihnen an, welcher Hitzesturm gerade in ihrem Inneren tobt. Das stimmt gar nicht. Machen Sie die Probe aufs Exempel: Stellen Sie sich vor den Spiegel, wenn die nächste Wallung kommt. Sie werden verblüfft feststellen, dass Ihnen kaum etwas anzumerken ist.

Kommen wir zum Sport. Vielleicht sind Sie skeptisch und sagen: »Mein Gott, da kommt man ja erst recht ins Schwitzen!« Das stimmt. Sportliche Betätigung hat aber einige charmante Nebeneffekte. Frauen, die regelmäßig Sport treiben, berichten, dass sie kaum unter Hitzewallungen leiden. Es gibt zwei Beobachtungsstudien, die dies bestätigen. Der Grund liegt vermutlich in der Produktion und Ausschüttung von Endorphinen, die bei körperlicher Betätigung ansteigt. Endorphine sind Hormone, die in der Hirnanhangsdrüse gebildet werden. Sie werden auch als »natürliche Opiate« bezeichnet, weil sie starke Glücksgefühle hervorrufen und regelrecht »high« machen. Diese Hormone sind aber auch an der Regulierung der Körpertemperatur beteiligt: Wenn nicht genügend Endorphine gebildet werden, führt das offenbar zu Hitzewallungen. Insofern kurbelt körperliche Betätigung die Endorphinproduktion an und schwächt im Gegenzug die Hitzewallungen ab. Sport kann Ihnen aber grundsätzlich nicht schaden. Und wenn Ihnen bis dato jede Ausrede recht war, nicht damit anzufangen, so sollten Sie sich jetzt einen Ruck geben.

Stimmungsschwankungen

Ähnlich wie in der »ersten Pubertät« reagiert auch Ihre Seele in der »zweiten Pubertät«, den Wechseljahren, auf die Veränderungen im Hormonhaushalt. Ihre Stimmung schwankt häufig. Ohne jeglichen Anlass brechen Sie in Tränen aus, Sie sind empfindsam, nervös, leicht zu kränken, vertragen keine Kritik, fahren schnell aus der Haut. Falls Ihnen das bekannt vorkommt, haben Sie bestimmt auch unter PMS gelitten, dem Prämenstruellen Syndrom, auch »die Tage vor den Tagen« genannt. Da sind die Gefühle ebenfalls mit Ihnen Achterbahn gefahren. Ich spreche bewusst nur von Stimmungsschwankungen und nicht von Depressionen, weil die Depression ein schweres klinisches Krankheitsbild darstellt und in den Wechseljahren eher selten auftritt. Es sei denn, es bestanden bereits vorher depressive Erkrankungen. Diese könnten sich dann in den Wechseljahren verstärken. Es versteht sich von selbst, dass sich Frauen, die unter gravierenden psychischen Problemen leiden, in intensive ärztliche Behandlung begeben bzw. psychotherapeutisch betreut werden sollten.

Beschäftigen wir uns also mit den Stimmungsschwankungen. Es gibt verschiedene Möglichkeiten, sie in den Griff zu bekommen. Eine bereits bei den Hitzewallungen wirksame Methode ist der Sport. Wie Sie gelesen haben, erhöht sportliche Betätigung die Ausschüttung von Endorphinen, Sport macht »high«. Was hält Sie also davon ab? Laufen Sie, walken Sie, schwimmen, radeln, reiten Sie, graben Sie Ihren Garten oder den Ihrer Nachbarn um. Tun Sie, was immer Ihnen Spaß macht. Aber bewegen Sie sich. Falls Sie keine Lust haben, alleine zu joggen oder Gymnastik-übungen zu machen, schließen Sie sich einem Sportverein an oder gehen Sie ins Fitnessstudio. Es gibt Studios speziell für Frauen, wo ein individuelles Trainingsprogramm für Sie aus-gearbeitet wird.

Stimmungsschwankungen können auch eng mit Hitzewallungen und daraus resultierenden Schlafstörungen zusammenhängen. Wer morgens unausgeschlafen aufsteht, ist verständlicherweise nicht gerade bester Laune. Sind die Stimmungsschwankungen also darauf zurückzuführen, dann tun Sie alles, was Sie gegen Hitzewallungen unternehmen können.

Heilkräuter und Pflanzen

Johanniskraut

Generell sprechen Stimmungsschwankungen sehr gut auf *Johanniskraut* an. Machen Sie sich einen Tee aus dem Kraut und trinken Sie dreimal täglich eine Tasse.

Zubereitung eines Tees aus Johanniskraut:

☕ 2 Teelöffel Kraut mit einer Tasse kochendem Wasser übergießen, 10 Minuten ziehen lassen, abseihen.

Auch hier gilt wieder: Haben Sie Geduld. Die Pflanze wirkt nicht von heute auf morgen. Es dauert erfahrungsgemäß etwa sechs Wochen, bis eine Veränderung spürbar wird. Aber sie setzt ein. *Johanniskraut* hilft übrigens auch bei Durchschlafstörungen.

Passionsblume, Melisse und Hopfen

Gut bewährt gegen Nervosität hat sich eine Mischung aus *Passionsblumen* (30 g), *Melisse* (30 g) und *Hopfen* (20 g).

Zubereitung eines Tees aus Passionsblume, Melisse und Hopfen:

☕ Nehmen Sie 3 gehäufte Teelöffel der oben genannten Mischung und gießen Sie ¼ l heißes Wasser darüber, 15 Minuten ziehen lassen.

☕ Trinken Sie drei Tassen pro Tag.

Hopfen

Eine leicht stimmungsaufhellende Wirkung wird dem *Hopfen* nachgesagt. Darüber hinaus hilft er bei Einschlafstörungen und dämpft nervöse Unruhe. Probieren Sie folgendes Rezept:

Zubereitung eines Tees aus Hopfen:

☕ 2 Teelöffel getrocknete Hopfenzapfen mit einer Tasse heißem Wasser übergießen, 10 Minuten ziehen lassen.

☕ Wenn Sie den Tee zur Stimmungsaufhellung oder zur Bekämpfung innerer Unruhe verwenden wollen, trinken Sie bis zu drei Tassen täglich.

Gegen Schlafstörungen trinken Sie eine halbe Stunde vor dem Schlafengehen eine Tasse.

Ginseng

Ich will Ihnen noch eine Pflanze empfehlen, um die sich allerlei Geschichten, Mythen und Märchen ranken: *Ginseng*. Es handelt sich hier nicht um den weiblichen Ginseng, über den Sie im Abschnitt über Hitzewallungen gelesen haben. Ginseng ist ein Efeugewächs, das in China, Korea, Russland und Nordamerika angebaut wird. Man sagt ihm so manche Wunderkräfte nach, von denen einige sicherlich reichlich übertrieben sind. Dennoch, Ginseng ist zweifelsohne eine ungewöhnliche Pflanze mit einem breiten Wirkspektrum. Sie stärkt unter anderem die Immunabwehr, regt den Stoffwechsel an, gleicht Energiemangel aus, fördert Leistungsfähigkeit und lindert depressive Verstimmungen, insbesondere wenn diese mit Schwäche- und Erschöpfungszuständen verbunden sind. Lassen Sie es auf einen Versuch ankommen. Der beste Ginseng stammt aus Korea, achten Sie also beim Einkauf auf das Herkunftsland.

Zubereitung eines Ginsengtees:

🍵 ½ Teelöffel pulverisierte Wurzel mit 150 ml Wasser zum Kochen bringen, 10 Minuten leicht köcheln lassen.

♨ Diesen Sud dreimal täglich trinken.

Wie Sie in der folgenden Aufstellung sehen werden, ist Ginseng - ebenso wie das oben erwähnte Johanniskraut – auch in homöopathischer Form erhältlich.

Homöopathie

Aus der Homöopathie sind bei Stimmungsschwankungen empfehlenswert:

- *Agnus castus* (Keuschlamm)
- *Aurum metallicum* (Gold)
- *Cimicifuga* (Echtes Wanzenkraut)
- *Digitalis* (Roter Fingerhut)
- *Ginseng* (Ginseng)
- *Hypericum* (Johanniskraut)
- *Ignatia* (Ignatiusbohne)
- *Kalium bromatum* (Kaliumbromid)
- *Kalium phosphoricum* (Kaliumdihydrogenphosphat)
- *Mandragora e radice* (Alraunwurzel)
- *Platinum* (Platin)
- *Sepia* (Tintenfisch)

Die Empfehlung für Potenz und Dosierung ist identisch mit derjenigen gegen Hitzewallungen:

Potenz: D 6.
- Dosierung: 3 mal täglich 10 Tropfen oder 5 Globuli (kleine Kügelchen) oder eine Tablette oder eine Messerspitze Pulver.

Vorsicht bei der Verwendung von Gold, Aurum metallicum. Es ist zwar nicht verschreibungspflichtig, kann aber bei unsachgemäßem Einsatz Leber, Nieren und Haut schädigen, sowie die Zahl der weißen Blutkörperchen herabsetzen. Es ist also ratsam, sich bei diesem Präparat fachkundig beraten zu lassen.
Digitalis ist bis Verdünnung D 3 verschreibungspflichtig.

Akupressur

Auch mit Akupressur können Sie wirksam gegen Stimmungs-tiefs vorgehen. Drei Punkte sind dafür geeignet:

1. Direkt auf dem Brustbein
2. Oberhalb der Leber auf dem rechten Oberbauch
3. Am Ende der Ellbogenfalte (bei angewinkeltem Arm) auf der Innenseite des Armes

Es ist am sinnvollsten, wenn Sie diese Punkte noch vor dem Aufstehen behandeln. Bis zu 60 Sekunden sanft drücken.

Kopfschmerzen und Migräne

Nicht wenige Frauen klagen über Kopfschmerzen oder sogar Migräne. Dass es hierbei eine Verbindung mit den Hormonen gibt, gilt als erwiesen. Wie dieser Zusammenhang im Einzelnen funktioniert, ist allerdings noch unklar. Insofern möchte ich Ihnen vor allem eine sojareiche Ernährung mit ihrem hohen Anteil an Phytoöstrogenen ans Herz legen. (siehe S. 87 unter »Hitzewallungen«)

Akupressur

Sehr hilfreich ist außerdem die Akupressur, und zwar die Ohr-Akupressur. Sie stammt nicht, wie die Ganzkörper-Akupressur und Ganzkörper-Akupunktur aus China, sondern hat ihren Ur-sprung vermutlich in den arabischen Ländern. Genaueres ist nicht bekannt.

Die Punkte gegen Kopfschmerzen liegen genau an den Ohrläppchen. Pressen Sie beide Ohrläppchen gleichzeitig sehr kräftig zwischen Daumen und Zeigefinger. Tun Sie das mehrmals hintereinander.

Wenn es hinter Ihren Schläfen pocht, pressen Sie mit Ihren Zeigefingern zwischen Augenbraue und Ohrmuschel auf den dort befindlichen Knochen – auf beiden Seiten gleichzeitig.

Aromatherapie

Bei der Aromatherapie helfen folgende Öle gegen den Schmerz:

- Kamilleöl
- Lavendelöl
- Pfefferminzöl
- Rosmarinöl

Sie können diese Öle entweder als Badezusatz verwenden oder gleichzeitig mit der Akupressur: Einen bis zwei Tropfen auf die Finger geben und die entsprechenden Punkte stimulieren.

Fußbäder

Wenn Sie spüren, dass Kopfschmerzen im Anmarsch sind, hilft in diesem Stadium gut ein Fußbad mit *Senfpulver*.

Fußbad mit Senfpulver
1 Teelöffel Senfpulver mit 9 l heißem Wasser ansetzen. Teilen Sie das Senfwasser in zwei Schüsseln auf. In eine stellen Sie Ihre Füße, die andere plazieren Sie auf Ihrem Schoß

und legen Hände und Unterarme hinein. 20 Minuten sollte dieses Bad dauern, anschließend gründlich abwaschen und nachruhen.

Manchmal hilft auch:

- eine Eispackung im Nacken oder auf der Stirn
- zehn Minuten Bewegung an der frischen Luft

Konzentration und Gedächtnis

Gedächtnislücken sind nicht lebensbedrohlich und dauern nicht ewig, auch wenn es einem manchmal so vorkommt. Da hat man, um ja nichts zu vergessen, einen Zettel geschrieben, auf dem alles draufsteht, was noch zu erledigen ist. Aber wo ist der Zettel geblieben? Sie gehen in den Vorratsraum, um etwas zu holen. An der Tür bleiben Sie stehen, drehen sich um, gehen zurück, weil Sie schlicht nicht mehr wissen, was Sie dort eigentlich wollten. Auf dem Rückweg fällt es Ihnen dann wieder ein.

Das ist alles nicht ungewöhnlich, aber Sie ärgern sich und machen sich vielleicht sogar Sorgen. Ihr Arzt oder Ihre Ärztin, die Sie um Rat fragen, schiebt das wahrscheinlich auf die schwindende Hormonproduktion in den Wechseljahren. Doch das ist nur die halbe Wahrheit. Denn Konzentrations- und Gedächtnisstörungen sind in Zeiten hormoneller Veränderungen völlig normal. Das war so in der Pubertät, während der Schwangerschaft und ist jetzt im Klimakterium eben auch so.

Es ist also eher die Umstellungsphase, die leichte Störungen der Konzentration und des Gedächtnisses mit sich bringt – nicht das Nachlassen der Hormonproduktion an sich. Belastungen, die während der Wechseljahre auftreten, wie die Hitzewallungen, die Sie nachts nicht schlafen lassen, oder starke Blutungen, die Ihnen körperlich zusetzen, können durchaus zu einem Konzentrationsmangel beitragen. Sobald sich das hormonelle Gefüge wieder eingependelt hat, werden auch diese Schwierigkeiten verschwinden.

Außerdem müssen wir der Tatsache Rechnung tragen, dass mit zunehmendem Alter ganz generell Konzentrations- und Gedächtnisschwächen auftreten. Das ist natürlich und betrifft nicht nur Frauen in den Wechseljahren, sondern auch Männer. Es ist aber nicht sinnvoll, »abzuwarten« und die Hände in den Schoß zu legen. Verfahren Sie mit Ihren grauen Zellen ebenso wie mit Ihrem Körper: Halten Sie sie fit. Hier heißt das Zauberwort »Gehirnjogging«.

Gehirnjogging

»Denksport« schult nicht nur Ihr Gedächtnis und fördert die Konzentration, sondern kann – Untersuchungen deuten darauf hin – die Alzheimer-Krankheit zumindest hinauszögern. Es gibt viele Möglichkeiten, Ihr Gehirn auf Trab zu bringen. Zum Beispiel durch Lesen oder das Lernen neuer Sprachen. Belegen Sie Kurse an der Uni oder der Volkshochschule, gehen Sie online, falls Sie es noch nicht sind, lösen Sie anspruchsvolle Kreuzworträtsel und Denksportaufgaben, mischen Sie bei Diskussionen mit, lesen Sie die Tageszeitung, um auf dem Laufenden zu sein.

Pflanzen

Ginkgo biloba

Unterstützend kann die Pflanzenheilkunde Ihrem Gedächtnis auf die Sprünge helfen. Vor allem *Ginseng,* die Wurzel kennen Sie bereits, und *Ginkgo.* Ähnlich wie dem Ginseng werden auch dem Ginkgo Wunderkräfte nachgesagt. Ungewöhnlich ist *Ginkgo biloba* allemal. Er ist der älteste Baum der Welt und zeigt sich selbst gegenüber Umweltgiften wie Autoabgasen unbeeindruckt. Deshalb wird er heute gerne in großen Städten angepflanzt. Kein Wunder, dass sich die westliche Wissenschaft dieses Baumes annahm. In seiner fernöstlichen Heimat wird er schon seit Jahrtausenden als Heilbaum verehrt. Und so stellte man bald auch hierzulande fest, dass Ginkgo die Durchblutung des Gehirns fördert. Der Extrakt, der aus den Blättern des Baumes gewonnen wird, versorgt überdies das Gehirn mit wichtigen Nährstoffen und erhöht die Sauerstoffverwertung. Ein Versuch kann also nicht schaden. Achten Sie allerdings darauf, dass Sie ihn in guter Qualität bekommen.

Homöopathie

Die Homöopathie kennt ebenfalls Mittel zur Verbesserung der Gedächtnisleistung:

- *Acidum phosphoricum* (Phosphorsäure)
- *Anacardium* (Ostindische Tintenbaumfrucht)
- *Ginseng* (Ginseng)
- *Gelsemium* (Giftjasmin, bis zur Verdünnung D 3 verschreibungspflichtig)

Trockene Schleimhäute

Manche Frauen klagen während der Wechseljahre über trockene Schleimhäute, insbesondere über Trockenheit der Scheide. Das macht natürlich Kummer bei der Liebe. Sie hätten gerne Sex, aber es schmerzt, also versuchen Sie es gar nicht mehr. Verzweifeln Sie nicht, es gibt Lösungen.

Das beste Mittel, um die Schleimhäute geschmeidig zu halten, ist sexuelle Aktivität. Regelmäßiger Sex mit Ihrer Partnerin oder Ihrem Partner und auch Selbstbefriedigung sorgen dafür, dass die Vagina gut durchblutet und durchfeuchtet wird. Nehmen Sie sich Zeit für das Vorspiel, bis Sie ausreichend feucht sind. Zur Unterstützung können Sie in der Apotheke Gleitmittel wie z. B. »Sylk« oder »Seide Hyalofemme« besorgen. Viele versuchen, sich mit Speichel zu behelfen. Wenn es funktioniert, ist das auch eine prima Lösung.

Vermeiden Sie alles, was die empfindliche Schleimhaut in der Vagina reizt. Keine Vaginalduschen, scharfe Seifen oder Intimsprays benutzen. Auf parfümiertes und coloriertes Toilettenpapier sowie Slipeinlagen verzichten und nur milde Badezusätze verwenden.

Trinken Sie viel, mindestens drei Liter pro Tag. Auf diese Weise versorgen Sie den gesamten Körper, also auch Ihre Vagina, mit ausreichend Flüssigkeit. Das hat übrigens den Vorteil, dass Sie gleichzeitig Ihre Blase kräftig durchspülen. Denn bei manchen Frauen treten zeitgleich mit der Scheidentrockenheit vermehrt Blaseninfekte auf. So schlagen Sie zwei Fliegen mit einer Klappe.

Phytoöstrogene

Hier komme ich auch noch einmal auf die Phytoöstrogene zu sprechen, die Sie aus dem Abschnitt über Hitzewallungen kennen (siehe S. 87). Auch bei trockener Scheide scheint Soja einen positiven Effekt zu haben. In Versuchsreihen wurde Frauen über mehrere Wochen täglich 45 g Sojamehl und 25 g Leinsamen zusätzlich zu ihrer gewohnten Nahrung verabreicht. Nach sechs Wochen war die Vaginalschleimhaut messbar feuchter. Es kann also nicht schaden, wenn Sie Ihre übliche Kost mit Soja und Leinsamen anreichern.

Kräuterküche und Homöopathie

Aus der Kräuterküche empfehlenswert sind der *weibliche Ginseng, Herzgespann* und *Salbei*. Die Homöopathie hält *Bryonia (Rote Zaunrübe), Belladonna (Tollkirsche)* und *Lycopodium (Bärlapp)* bereit. Wer Blasenentzündungen in Schach halten möchte, greift zu *Aristolochia, Cantharis, Chimaphila umbellata, Dulcamara, Sarsaparilla* und Solidago. Potenzen und Dosierungen entsprechen den bereits genannten.

Harninkontinenz

Über das folgende Thema sprechen viele Frauen nicht gerne: Die Harninkontinenz, der unwillkürliche Abgang von Harn. Aber je eher sie das Problem in Angriff nehmen, desto besser. Dazu müssen Sie wissen, welche Form der Inkontinenz bei Ihnen auftritt: Stress- oder Dranginkontinenz. Stressinkontinenz wird durch Druck auf die Bauchmuskulatur ausgelöst. Die Verschlussmechanismen der Harnröhre funktionieren nicht mehr richtig. Beim Niesen, Lachen oder Husten oder bei starker körperlicher Beanspruchung gehen ein paar Tropfen Harn ab. Als Erstes sollten Sie auf harntreibende Getränke wie Alkohol, Kaffee und schwarzen Tee verzichten. Was natürlich nicht heißt, den Wasserkonsum einzuschränken, da Ihr Körper ausreichend Flüssigkeit benötigt. Lassen Sie nur die zusätzlich »treibenden« Getränke beiseite.

Am besten hilft gegen Stressinkontinenz ein konsequentes Training der Beckenbodenmuskulatur, um diese wieder zu stabilisieren. Die einfachste Übung, die Sie überall durchführen können, ist das sogenannte *Kegeltraining*, entwickelt in den 1940er Jahren von Dr. Alfred Kegel. Die Spannkraft des Beckens wird durch rhythmisches Ent- und Anspannen wieder hergestellt. Versuchen Sie es am besten zuerst, wenn Sie auf der Toilette urinieren. Halten Sie mittendrin den Strahl an, zählen Sie bis fünf und urinieren Sie weiter. Wiederholen Sie es. So oft, bis Sie ein Gefühl dafür entwickeln, welche Muskeln Sie anspannen. Dann können Sie diese Übung nämlich überall durchführen. Im Büro, an der Bushaltestelle, beim Zähneputzen, am Bankschalter. Muskeln fünf Sekunden anspannen, loslassen und wiederholen, bis zu zehnmal. Und das Ganze möglichst auch zehnmal am Tag. Sie werden sehen, es hilft.

Bei der Dranginkontinenz ist das Verschlusssystem der Harnröhre zwar noch intakt, aber Sie haben ständig das Gefühl, Wasser lassen zu müssen; es kommen jedoch nur ein paar Tropfen. Ähnlich wie bei einer beginnenden Blasenentzündung, jedoch ohne Schmerzen. Der Drang entsteht beispielsweise durch plötzliches Aufstehen, Hüpfen oder Springen und ist letzten Endes ein Fehlsignal. Die Harnblase täuscht vor, vollzusein – deshalb der Harndrang. Auch hier hilft Ihnen die Beckenbodengymnastik wie oben beschrieben. Versuchen Sie außerdem, den Gang zur Toilette immer weiter hinauszuzögern: Fangen Sie mit zehn Minuten an, dann einer Viertelstunde und erhöhen Sie dann immer weiter. Das ist ein sehr wirksames mentales Training.

(Elektro-)Akupunktur

Ebenfalls als hilfreich erweist sich die Akupunktur. Manche Fachleute wenden als Variante die Elektro-Akupunktur an. Dabei werden die Punkte nicht mit Nadeln, sondern mit Elektroden stimuliert.

Homöopathie

Aus der Homöopathie stehen Ihnen wieder neben *Ginseng* auch *Helleborus niger (Schwarze Nieswurz)* und *Cantharis (Spanische Fliege)* zur Verfügung.
Achtung! *Cantharis* ist bis zur Verdünnung D 3 verschreibungspflichtig, da es das giftige Cantharidin enthält. Bei unsachgemäßer Verwendung kann es zu Nierenschäden und Darmblutungen kommen.

Menstruationsbeschwerden

Im Abschnitt »Beschwerden in den Wechseljahren« (S. 66) habe ich schon darauf hingewiesen: In der Zeit vor der Menopause werden die monatlichen Blutungen immer unregelmäßiger, bis sie ganz aufhören. Viele Frauen haben sehr starke Blutungen, die nur sehr kurz anhalten; manche nur ganz schwache, die dafür sehr lange dauern. Bei einigen Frauen sind die Blutungen mit Schmerzen verbunden, bei anderen wiederum nicht.

Gegen schmerzhafte Regelblutungen hilft in erster Linie Wärme von innen und außen: Ob Wärmflasche, warmer Wickel, warmes Bad, oder heiße Tees.

Entspannungsbad

Für ein entspannendes Bad eignet sich eine Mischung aus *Kamille* und *Majoran*. Träufeln Sie hierfür jeweils drei Tropfen ins Badewasser.

Tees

Krampflösend ist ein Tee aus der Küchenschelle:
½ Teelöffel getrocknetes Kraut mit einer Tasse kochendem Wasser übergießen, 10 Minuten ziehen lassen.
Bei Bedarf eine Tasse trinken.

Auch Pestwurz lindert die Schmerzen:
1 Teelöffel Pestwurzrinde mit einer Tasse Wasser zum Kochen bringen, eine Viertelstunde leicht köcheln lassen, abseihen.
Bei Bedarf trinken.

Hautveränderungen

Eines der Versprechen der Hormonersatztherapie lautet, dass Östrogene jünger machen. Das ist schlichtweg nicht richtig. Dass unsere Haut faltiger und dünner wird, hat nichts mit einem sinkenden Östrogenspiegel zu tun, sondern ganz einfach mit dem Alter. Die Jahre hinterlassen ihre Spuren, besonders wenn man sich nicht ausreichend vor der Sonne geschützt hat, wie Hautärzte/innen warnen. Bei manchen Frauen sind die Spuren deutlicher zu sehen, bei anderen weniger. Was Ihre Haut jetzt braucht, sind nicht Hormone, sondern die richtige Pflege. Unterschätzen Sie vor allem die Ernährung nicht. Vitamin- und Mineralmangel, zu viel Alkohol und zu wenig Wasser, Nikotin, zu wenig Schlaf, zu viel Sonne (damit meine ich stundenlanges Braten) sind allesamt Faktoren, die unserer Haut in keinem Alter bekommen. Während der Wechseljahre sollten Sie diesen schädigenden Faktoren aber besonders Rechnung tragen. Gönnen Sie sich einmal im Monat einen Besuch bei der Kosmetikerin, gehen Sie regelmäßig in die Sauna, an die frische Luft und lachen Sie mindestens einmal täglich.

Während sich die Falten im Gesicht mehren, werden Kopf- und Schamhaare weniger – dafür sprießt das Haar jedoch an unerwünschter Stelle: über der Oberlippe, im Volksmund gerne als »Damenbart« bezeichnet. Dieser »Haarwechsel« hat mit der nachlassenden Östrogenproduktion zu tun. Es gibt nicht mehr genügend Östrogene, die dem männlichen Hormon Testosteron die Stirn bieten können. Das heißt, der Einfluss des Testosteron wächst, und das zeigt sich in verstärktem Haarwuchs. Um diese lästigen Haare loszuwerden, gibt es mehrere Methoden. Schmerzhaft, aber preisgünstig sind Auszupfen und Enthaaren mit Wachs. Ohne Schmerzen geht es mit Cremes (speziell für das Gesicht) oder Rasieren. Teuer und leider auch nicht für die Ewigkeit ist die Elektrolyse. Dabei wird die Haarwurzel im Follikel zerstört. Doch in den meisten Fällen wachsen auch hier die Haare wieder nach. Lassen Sie sich fachkundig beraten, falls Sie diese Methode wählen.

Probleme mit den Augen

Manche Frauen klagen während des Klimakteriums über trockene, brennende und müde Augen. Das betrifft häufig Frauen, die Kontaktlinsen tragen. Vermutlich ist eine zu trockene Bindehaut die Ursache. Es gibt aber weder eine wissenschaftliche Begründung noch diesbezügliche Studien. Trockene Augen können sehr unangenehm sein, da sie Reizungen und ein Fremdkörpergefühl auslösen. Besprechen Sie das Problem mit Ihrer Augenärztin oder Ihrem Augenarzt. Möglicherweise helfen Ihnen Tropfen, die für mehr Tränenflüssigkeit im Auge sorgen. Sollten Sie mit Ihren Linsen partout nicht mehr klarkommen, steigen Sie auf eine Brille um. Wenn Ihnen das zu unbequem ist, lässt sich die Kurzsichtigkeit mit einer Laser-Operation beseitigen (Internetadresse im Anhang).

KAPITEL 9

Tipps für Ihr allgemeines Wohlbefinden

I ch habe Ihnen eine Reihe von Möglichkeiten aufgezeigt, wie Sie mit alternativen Mitteln gegen die einzelnen Symptome der Wechseljahre vorgehen können. In diesem Abschnitt möchte ich Ihnen einige Tipps für Ihr allgemeines Wohlbefinden geben. Denn oft genug kann frau gar nicht sagen, was ihr konkret fehlt. Mal zwickt es hier, mal kneift es da, und es handelt sich um ein eher diffuses Unwohlsein.

Heilbäder

Heilbäder sind ein hervorragendes Mittel, um Stress und trübe Gedanken beiseitezufegen und einen verkrampften Körper zu entspannen. Zelebrieren Sie solch ein Bad und machen Sie etwas Besonderes daraus. Wärmen Sie das Badezimmer vor, stellen Sie Duftkerzen auf und hören Sie meditative Musik, und schon haben Sie sich ein kleines Reich geschaffen. Sorgen Sie dafür, dass Sie nicht gestört werden. Die Wassertemperatur sollte zwischen 38 und 40 Grad liegen, je nachdem, wie Sie es vertragen. Die Badedauer beträgt ca. 20 Minuten, danach lauwarm abduschen und möglichst sofort zu Bett gehen, damit

Sie die Entspannung des Bades in die Nachtruhe hinein nehmen können. Wählen Sie Ihr Heilbad entsprechend der Wirkung aus, die Sie erzielen möchten.

Kräuterheilbäder

Entspannendes Kräuterheilbad

♨ Zur Entspannung bietet sich eine Kräutermischung aus je 15 g *Kamille, Veilchenblättern, Hopfen* und *Lindenblüten* an. Kochen Sie die Mischung in 3 l Wasser, dann 15 Minuten lang sieden lassen, abseihen und dem Badewasser zugeben.

Schlafförderndes Kräuterheilbad

♨ Beruhigend und schlaffördernd ist ein Baldrianbad. Die Zubereitung ist zwar etwas aufwendig, die Mühe lohnt jedoch.

Besorgen Sie 150 g *Baldrianwurzel* aus der Apotheke oder einem Kräuterfachgeschäft. Zerkleinern Sie die Wurzel und geben Sie die Wurzelstücke in ca. 2 l kaltes Wasser. 10 Stunden ziehen lassen. Vor dem Bad 10 Minuten lang kochen lassen, abseihen und dem Badewasser zugeben.

Vitalisierendes Kräuterheilbad

Vitalisierend wirkt folgende Kräutermixtur:

♨ Je 7 g *Lorbeer-, Pfefferminz-, Wacholder-, Eukalyptus-, Rosmarin-, Majoran-* und *Thymianblätter* sowie *Kiefernnadeln* in 2 l kochendes Wasser geben, kurz sieden lassen. Dann den Topf vom Herd nehmen, 15 Minuten abkühlen lassen, abseihen. Fertig ist die Mischung für Ihr Badewasser.

Kräuterheilbad für die Nerven

Wenn Ihre Nerven blankliegen und Ihnen alles zu viel wird, sollten Sie folgendes Baderezept ausprobieren:

♨ Mischen Sie 7 g *Ringelblumenblüten* mit jeweils 14 g *Orangen-, Kamillen-, Zitronenkraut-* und *Pfefferminzblättern.* 2 l Wasser zum Kochen bringen, die Kräutermischung dazugeben und kurz aufkochen lassen, dann den Topf vom Herd nehmen, eine Viertelstunde abkühlen lassen, abseihen und dem Badewasser zusetzen.

Ölheilbäder

Auch duftende Öle aus dem Bereich der Aromatherapie sind angenehme und schmerzlindernde Badezusätze. Geeignet zur Steigerung Ihres Wohlbefindens sind Öle aus:

- Bergamotte
- Jasmin
- Kamille
- Lavendel
- Neroli
- Schafgarbe
- Sandelholz
- Ylang-Ylang
- Zypresse
- Rosen
- Rosmarin
- Salbei

- Melisse
- Majoran
- Geranien
- Muskatellersalbei
- Veilchen

Ölheilbad gegen Stress

Gönnen Sie sich ein wohltuendes Anti-Stress-Bad mit je 3 Tropfen *Eukalyptus-* und *Zypressenöl* und 5 Tropfen *Lavendelöl.*

Ölheilbad gegen trockene Haut

Bei trockener Haut hilft diese Mischung:

Je 14 g *Rosen-, Rosmarin-, Kamilleblätter* und *Veilchenöl* in 2 l Wasser zum Kochen bringen, 15 Minuten sieden lassen, Sud abseihen und in das Badewasser geben.

Ölheilbad bei Ermüdung und Erschöpfung

Bei Ermüdungs- und Erschöpfungszuständen baden Sie in einem Duo aus *Geranienöl* und *Rosmarinöl.* Geben Sie jeweils 20 Tropfen davon ins Wasser.

Wechselfußbad nach Kneipp

Für Entspannung und innere Ruhe sorgen auch Wechselfußbäder nach Kneipp. Verwenden Sie am besten zwei Plastikeimer, die so breit und hoch sind, dass Ihre Füße bequem hineinpassen und das Wasser bis knapp unter die Knie reicht. Füllen

Sie den einen Plastikeimer mit kaltem Wasser (unter 18 Grad), den anderen mit heißem Wasser (ca. 39 Grad). Der Temperaturunterschied muss unbedingt 20 Grad betragen. Geben Sie etwa eine Handvoll *Hopfenblüten* in das heiße Wasser. Stellen Sie Ihre Füße nun 5 Minuten lang in das heiße Wasser, dann für 10 Sekunden in das kalte Wasser. Wiederholen Sie diesen Wechsel fünf- bis sechsmal. Mit kaltem Wasser enden, das Wasser abstreifen, nur die Fußsohlen abtrocknen und dicke warme Strümpfe anziehen.

Reflexzonenmassage der Füße

Einen wohltuenden Einfluss auf Ihren Hormonhaushalt und Ihr Nervensystem hat eine Reflexzonenmassage der Füße. In der Reflexzonentherapie am Fuß geht man von einem verkleinerten Abbild des gesamten Körpers und seiner Organe an den Füßen aus und teilt sie in bestimmte Zonen auf, die den verschiedenen Körperteilen und Organen entsprechen. Durch Massage dieser Zonen können die entsprechenden inneren Organe und Körperteile »reflektorisch« beeinflusst werden.

Da die Reflexzonenmassage relativ leicht zu erlernen ist, eignet sie sich gut zur Selbstbehandlung. Ausgeführt wird sie mit dem sanften Druck der Daumen. Füße und Zehen sind meist sehr empfindlich. Probieren Sie aus, wie viel Druck für Sie noch angenehm ist. Setzen Sie sich aufrecht auf einen Stuhl und legen Sie den zu behandelnden Fuß auf den Oberschenkel. Die Stellung muss bequem für Sie sein.

Bei Nervosität und Hitzewallungen massieren Sie die obere Hälfte der Fußsohle. Am wirkungsvollsten ist es, wenn Sie die Massage *täglich 5 Minuten lang* durchführen – und nicht nur

hin und wieder. Wer mag, kann sich auch an eine hierfür aus-
gebildete Therapeutin oder einen Therapeuten wenden.

Farbtherapie

Auch die Farbtherapie ist bei Wechseljahrbeschwerden einen
Versuch wert. Die Anwendung von *Rotlicht* ist Ihnen sicherlich
von diversen Erkältungserkrankungen her bekannt. Bei klimakterischen Problemen eignen sich *Gelb* und *Orange* am besten.
Orange baut auf, es aktiviert die positiven Kräfte in Ihnen. *Gelb*
wirkt auf die Drüsenfunktion und kann daher den durcheinan-
dergeratenen Hormonhaushalt harmonisieren.

Ganzkörperbestrahlung

Am effektivsten ist eine Ganzkörperbestrahlung: dreimal täglich jeweils 10 Minuten die Vorder- und dann die Rückseite
bestrahlen. Wechseln Sie zwischen Gelb und Orange: einen Tag
Gelb, den nächsten Tag Orange. Allerdings benötigen Sie für die
Ganzkörperbestrahlung ein spezielles Gerät, vergleichbar mit
einer Sonnenbank. Für einen Privathaushalt sind die Anschaf-
fungskosten dafür jedoch unangemessen hoch. Insofern ist es
sinnvoller, eine Ärztin, einen Arzt oder eine/n Heilpraktiker/in
aufzusuchen, die mit solchen professionellen Geräten arbeiten.

Farbtherapie mit Lebensmitteln

Die Farbtherapie beschränkt sich nicht nur auf die Bestrahlung. Wählen Sie auch Ihre Nahrung nach der Farbe aus.

Bei *Gelb* finden Sie Kürbis, gelben Paprika, Honigmelonen, Ananas, Aprikosen, Bananen, Zitronen, Mirabellen, Aprikosen, Mais, Käse, Curry, Soja, Eigelb.

Orangefarbene Lebensmittel sind Karotten, Papaya, Orangen, Grapefruit, Netzmelonen, orangefarbenen Paprika, Mandarinen, Pfirsiche und Mango.

Farbe und Kleidung

Und zu guter Letzt noch ein Wort zur Farbe der Kleidung. Grau, Schwarz, Dunkelblau und Violett wirken meiner Meinung nach mehr als ungünstig: Es sind triste Farben, die Ihre Stimmung drücken. Probieren Sie aus, wie Sie sich in helleren, anregenden Farben fühlen. Etwa in allen möglichen Gelb-, Orange- und Rotabstufungen oder in hellen Grün- und Blautönen. Vielleicht kann die Wirkung dieser Farben Ihre Stimmung schon durch bloßes Ansehen etwas aufhellen.

KAPITEL 10

Das leidige Gewicht

Eine der am meisten beklagten Auswirkungen der Wechseljahre ist die Gewichtszunahme: Kaum eine Frau, die nicht darüber stöhnt, dass sie zunimmt. Oft werden die hormonellen Veränderungen dafür verantwortlich gemacht. Aber das stimmt nicht.

Um die Zeit der Prämenopause, also in jener Phase ab etwa 40 Jahren, in der sich der Wechsel langsam ankündigt, beginnt auch unser Stoffwechsel das Tempo zu drosseln. Der Grundumsatz sinkt, das heißt, wir benötigen weniger Kalorien. Eine 55-jährige Frau hat einen täglichen Kalorienbedarf von 2000 kcal, eine 25-Jährige dagegen von 2400 kcal. Weil wir diese Veränderung aber kaum wahrnehmen, bleiben die notwendigen Konsequenzen aus und die Zahl der konsumierten Kalorien bleibt gleich. Und so klettert der Zeiger der Waage unweigerlich nach oben.

Hinzu kommt, dass wir mit zunehmendem Alter auch immer bequemer werden. Der Drang zur Bewegung nimmt ab, und die Präferenzen verschieben sich eindeutig zugunsten des Sofas. Die fehlende körperliche Betätigung »zahlt sich aus«, zunächst in Gramm, bald in Kilogramm.

Allerdings ist Gewichtszunahme nicht gleich Gewichtszunahme. Frauen, deren Gewicht sich im »richtigen« Rahmen bewegt – ich nenne dazu gleich Beispiele –, leben sogar etwas gesünder, denn in den Fettpolstern werden Östrogene gebildet. Verlieren Sie dies nicht aus den Augen. Es ist also wenig erstrebenswert, mit 50 Jahren das gleiche wiegen zu wollen wie mit 20 Jahren.

Übergewicht allerdings kann eine Reihe von Krankheiten nach sich ziehen: hohen Blutdruck, Arteriosklerose, Diabetes, Herz- und Kreislauf-Erkrankungen. Fettleibigkeit erhöht außerdem das Risiko für Brustkrebs, Gebärmutterschleimhautkrebs, Darm- oder Gallenblasenkrebs.

Deshalb ist es sinnvoll, die Nahrungszufuhr *rechtzeitig* herunterzuschrauben: Ernährungsexperten/innen empfehlen, die Kalorienzufuhr ab 40 Jahren um 5 Prozent zu reduzieren, ab 50 Jahren noch einmal um 5 Prozent, ab 60 Jahren um weitere 10 Prozent und ab 70 noch einmal um 20 Prozent.

Das Wunschgewicht, heute öfter als »Wohlfühlgewicht« bezeichnet, ermittelt man mit dem sogenannten »Body Mass Index«, kurz BMI. Der Wert errechnet sich aus dem Körpergewicht (kg) geteilt durch die Körpergröße im Quadrat (m²). Die Formel lautet also:

$$BMI = Körpergewicht : (Körpergröße\ in\ m)^2$$

Beispiel: Sie haben eine Körpergröße von 1,60 m und wiegen 64 kg. Dann rechnen Sie folgendermaßen: $64 : (1,60 \times 1,60)$, ergibt den BMI-Wert 25. Das liegt im Bereich des Normalgewichts. Allerdings muss man immer das Alter berücksichtigen. Die nebenstehende Tabelle zeigt Ihnen die BMI-Werte in den verschiedenen Altersgruppen.

Was tun, wenn Sie im roten Bereich liegen, also Übergewicht haben? Vor allem eines nicht: Crash-Diäten machen. In einer Phase der Umstellung, wie es die Wechseljahre nun mal sind, sind solche Diäten das Verkehrteste, was Sie tun können: Sie würden Ihren Organismus damit überbeanspruchen. Auch Kalorienzählen ist nicht das Nonplusultra, denn gerade in dieser Zeit hat frau schlicht nicht den Nerv dazu. Diäten, welcher Art auch immer, sind deshalb nicht geeignet. Hier gilt letztlich, wie immer beim Abnehmen: »FdH« – und verzichten Sie auf all das,

Alters-gruppe	Wunsch-gewicht	Unterge-wicht	Überge-wicht	Fettleibig
Jahre	BMI	BMI	BMI	BMI
19–24	19–24	unter 19	über 24	über 30
25–34	20–25	unter 20	über 25	über 30
35–44	21–26	unter 21	über 26	über 30
45–54	22–27	unter 22	über 27	über 30
55–65	23–28	unter 23	über 28	über 30
über 65	24–29	unter 24	über 29	über 30

Body Mass Index Tabelle

was dick macht. Es sei denn, Sie liegen im Bereich Fettleibigkeit, dem krankhaften Übergewicht. Dann kommen Sie um eine Diät unter ärztlicher Aufsicht nicht herum.

Ansonsten bleiben Sie beim FdH, und das ist einfacher als Sie denken. Das zweite Stück Torte muss nicht sein. War überhaupt das erste schon nötig? Wäre ein Stück Obstkuchen oder ein Obstsalat nicht doch besser gewesen? – Und die Gummibärchen, zu denen viele oft gedankenverloren greifen, sind auch nicht gerade das, was man unter gesunder Ernährung versteht. Es gilt also erst einmal grundsätzlich – und ehrlich –, Ihre Essgewohnheiten unter die Lupe zu nehmen. Schreiben Sie einen ganzen Tag lang alles auf, was Sie so verdrücken. Sie brauchen die Notizen ja niemandem zeigen.

Natürlich dürfen Sie auf Grundnahrungsstoffe nicht verzichten – die benötigen Sie mit 50 genauso wie mit 20 Jahren: Proteine, Kohlenhydrate, Fette, Mineralien und Vitamine. Eine der größten Gefahren für das Gewicht ist bekanntlich Fett, das mit 9 Kalorien pro Gramm den höchsten Kalorienwert überhaupt hat. Davon nehmen wir entschieden zu viel zu uns. Wir benötigen etwa 1 g Fett pro Kilogramm Körpergewicht. Eine Frau, die 65 kg wiegt, braucht demnach 65 g. Im Durchschnitt vertilgen wir jedoch täglich rund 160 g. Und dieses Zuviel bleibt, im wahrsten Sinne des Wortes, nicht in den Kleidern hängen.

Auch die Qualität der Fette ist von großer Bedeutung. Man unterscheidet zwischen gesättigten, einfach gesättigten und mehrfach ungesättigten Fettsäuren. Für eine ausgewogene Ernährung empfehlen Ernährungswissenschaftler/innen die Drittelregelung: von jeder Fettsorte ein Drittel in der täglichen Nahrungszufuhr.

Die *gesättigten Fettsäuren* sind die gefährlichsten, denn sie lagern sich schneller als die anderen in Form von Fettdepots im Körper ab. Zu finden sind sie hauptsächlich in tierischen Lebensmitteln, insbesondere in Rinder-, Schweine- und Lammfleisch – und in Süßigkeiten wie etwa Schokolade; auch Hühnereier enthalten diese Dickmacher.

Die *einfach ungesättigten Fettsäuren* finden sich überwiegend in Sesam-, Erdnuss- und Olivenöl.

Fische, wie Lachse, Makrelen, Sardinen, Hering oder Heilbutt enthalten *mehrfach ungesättigte Fettsäuren*.

Richten Sie Ihr Augenmerk ganz besonders auf die versteckten Fette. Diese Kalorienbomben lauern überall: im Käse, in Eiern, Soßen, Süßigkeiten, Nüssen, Backwaren und, nicht zu vergessen, besonders in Fertigprodukten.

Essen Sie lieber Fisch statt Fleisch. Einer Untersuchung der Universität Bordeaux zufolge, schützen Fisch und Meeresfrüchte vor Demenzerkrankungen, wie etwa Alzheimer. Die ungesättigten Fettsäuren hemmen Entzündungsprozesse im Gehirn, fanden die Forscher um Professor Serge Renaud heraus. Und wenn Sie Fleisch essen (sichtbares Fett abschneiden), dann lieber helles von Pute und Huhn. Die Fleischportion sollte immer eine untergeordnete Rolle auf Ihrem Teller spielen: Gönnen Sie dem Gemüse die Hauptrolle. Knackig gedünstet und bissfest.

Ein Übermaß an Proteinen ist weder Ihrer Figur noch Ihrer Gesundheit zuträglich: Es kann Arteriosklerose, Schlaganfall und Herzinfarkt hervorrufen. Die Eiweiße sind vor allem in Lebensmitteln tierischer Herkunft enthalten: in Fleisch, Fisch, Geflügel, Eiern, Milchprodukten. Wenn Sie Ihren Fettkonsum reduzieren, geht auch der Proteinanteil zurück. Da Sie Milchprodukte für Ihre Knochen brauchen, sollten Sie fettarme wählen.

Kohlenhydrate haben immer noch einen schlechten Ruf – völlig zu Unrecht. Nudeln und Kartoffeln werden oft gemieden, weil man fürchtet, sie machen dick. Falsch: Die Rahmsoße zu den Nudeln macht dick – oder die Käsesahne, mit der man die Kartoffeln zum Überbacken übergießt –, Nudeln und Kartoffeln an sich machen nicht dick. Gefährlich sind Kohlenhydrate nur in Form von Weißmehlprodukten, Zucker und stark gesüßten Lebensmitteln.

Wussten Sie übrigens, dass sich überschüssiger Zucker in Fett umwandelt, das sich wiederum in den Fettzellen breit macht? Essen Sie lieber Kohlenhydrate in Form von Vollkornbrot und -brötchen, Gemüse, Obst, Reis und Bohnen.

Stichwort Gemüse und Obst: Dass wir täglich Vitamine und Mineralien benötigen, ist allseits bekannt. Eine entsprechende Ernährung, deren Hauptgewicht auf Rohkost, Salat, Obst und Gemüse liegt, ist nicht nur Ihrem Gewicht förderlich, sondern sorgt auch bestens für Ihr allgemeines Wohlbefinden.

Ein Wort zum Alkohol: »Ein Gläschen in Ehren ...« Wer aber

Probleme mit seinem Gewicht hat, sollte äußerst vorsichtig sein. Denn Alkohol enthält fast so viele Kalorien wie Fett: sieben auf ein Gramm – und darüber hinaus hemmt er den Fettabbau im Stoffwechsel.

Wer abnehmen will, kann das »Dinner Cancelling« (das Abendessen absagen, ausfallen lassen) ausprobieren. Das klingt zwar relativ unspektakulär, aber wenn man es tatsächlich praktiziert, kostet es doch Überwindung, von liebgewonnenen Ritualen zu lassen. Wahres »Dinner Cancelling« bedeutet nicht nur, auf das Abendessen zu verzichten, sondern bereits ab dem Mittagessen nichts mehr zu sich zu nehmen; das heißt, abends ist maximal ein Apfel erlaubt. Den knurrenden Magen können Sie mit Kräutertee beruhigen. Wer nicht so rigoros sein kann oder will – weil zum Beispiel das abendliche Essen die einzige Möglichkeit bietet, alle Familienmitglieder an einem Tisch zu versammeln – beschränkt das »Cancelling« auf zwei Abende in der Woche. Oder Sie verlegen es auf das Wochenende und gestalten hier die Mittagsmahlzeit als Familientreffen.

Um das Thema »gesundes Essen« abzurunden, möchte ich noch einmal auf die »Superbohne« Soja zurückkommen. Da Phytoöstrogene zu den besten Mitteln gegen Wechseljahrbeschwerden gehören, sollten Sie sich die Liste all jener Lebensmittel, die – neben Soja – pflanzliche Hormone enthalten, noch einmal ansehen (siehe Abschnitt »Phytoöstrogene« auf S. 90). Sie schlagen drei Fliegen mit einer Klappe, wenn Sie diese Lebensmittel regelmäßig in Ihren täglichen Speiseplan aufnehmen:

1. Gewichtsreduktion (oder Gewicht halten);
2. gesunde, ausgewogene, fettarme Ernährung mit allen Mineralien und Vitaminen;
3. eine Wechseljahrdiät mit pflanzlichen Hormonen, die mit großer Wahrscheinlichkeit Ihre Beschwerden lindert.

KAPITEL 11

Werden Sie aktiv

Dass körperliche Bewegung wichtig ist für Körper und Seele, wissen Sie – nur an der Umsetzung hapert es manchmal. Deshalb will ich Ihnen – wenn es Sie betrifft – ein bisschen auf die Sprünge helfen.

Wussten Sie, dass ...
... Frauen, die viel sitzen, ein dreifach größeres Risiko haben, an einem Herzinfarkt zu sterben?
... Bewegung nachweislich das Risiko von Brust-, Dickdarm-, Eierstock- und Gebärmutterkrebs bis zu 70 Prozent senkt?
... Krafttraining Ihre Knochendichte erhöht – und damit die Gefahr von Osteoporose senkt?

Das sind doch schon drei hervorragende Gründe, mit einem Training zu beginnen. »Zu spät«, sagen Sie vielleicht, »ich habe noch nie in meinem Leben Sport getrieben, das bringt jetzt auch nichts mehr.« Von wegen. Natürlich wäre es besser gewesen, von Kindesbeinen an kontinuierlich in Bewegung geblieben zu sein. Aber so, wie es nie zu spät ist, mit dem Rauchen aufzuhören, ist es auch nie zu spät, mit dem Sport anzufangen. Eine Freundin, sie ist jetzt 52, berichtete mir vor sechs Jahren stolz am Telefon, sie würde anfangen zu joggen. Ich konnte ihr kaum glauben, denn sie hatte körperliche Betätigung immer abgelehnt. Aber sie hat mich eines Besseren belehrt. Vor zwei Jahren lief sie ihren ersten Marathon. Ich war beeindruckt. Später erzählte sie mir, dass diese »Lauferei«, sie völlig umgekrempelt habe: Früher musste sie sich morgens regelrecht aus dem Bett quälen und dachte mit Schaudern und Widerwillen an den vor ihr liegenden, arbeitsreichen Tag – jetzt hat sie wesentlich mehr Elan und befindet sich schon am Morgen in einem angenehmen, positiven Spannungszustand. Auch ihre Ernährung hat sie umgestellt. Mussten früher Gummibärchen als Trostpflaster herhalten, greift sie heute stattdessen zu Obst. Wenn sie emotional belastet ist, läuft sie ihren Ärger, den Frust oder die Wut einfach »weg«.

Ich will mit diesem Beispiel deutlich machen, dass es unabhängig vom Alter jederzeit möglich ist, in Bewegung zu kommen; das jeweilige Alter »an sich« ist nie ein Hinderungsgrund. So konnten selbst 80- und 90-jährige Bewohnerinnen eines Altenheims durch die Teilnahme an einem Bewegungsprogramm ihre Kondition deutlich verbessern.

Nicht nur die Kondition wird durch Sport erhöht, durch Bewegung steigt auch die Stimmung. Das hängt, wie Sie wissen, mit dem vermehrten Ausstoß von Endorphinen zusammen, den Glückshormonen. Dieses angenehme Gefühl, gepaart mit der Befriedigung, dass Sie körperlich etwas geleistet haben, hebt Ihr Selbstwertgefühl. So bleibt weniger Raum für belastende Gedanken, Trübsal, depressive Verstimmungen und Gereiztheit. Darüber hinaus werden Sie besser schlafen. Und als ob das alles noch nicht Grund genug wäre, kommt hinzu, dass Sie mit der Zeit an Gewicht verlieren und Ihr Bindegewebe straffer wird.

Ein ganz wichtiger Punkt ist übrigens die Körperbeherrschung, die sich durch regelmäßiges Training deutlich verbessert. Ihr Gleichgewichts- und Orientierungssinn nimmt zu, Sie bewegen sich sicherer, und damit nimmt auch die Stolper- und Sturzgefährdung deutlich ab.

Sportwissenschaftler bezeichnen Bewegung häufig als »Motor« für alle Stoffwechselvorgänge in unserem Körper. Da ist was dran. Zum Beispiel berichten Frauen, die unter Verstopfung gelitten hatten, dass sich dieses Problem durch das Sporttreiben gleichsam in Luft auflöste.

Falls Sie länger keinen Sport gemacht haben und sich – hoffentlich – nun zu irgendeiner sportlichen Aktivität entschließen: Lassen Sie es langsam angehen. Denn wer sich jahrelang nicht bewegt hat, kann jetzt nicht plötzlich von null auf hundert durchstarten. Das würde Ihr Körper übelnehmen und Sie würden schnell den Spaß verlieren. Und Spaß sollen Sie bei der Bewegung auf jeden Fall haben. Halten Sie also nach einer Sportart Ausschau, die Sie persönlich anspricht und die Sie auch motivieren kann, dabeizubleiben. Wenn Sie es schrecklich finden, in einem Fitnessstudio Gewichte zu stemmen, dann fangen Sie gar nicht erst damit an, auch wenn eine Freundin Ihnen vielleicht immer wieder davon vorschwärmt. Hören Sie genau in sich hinein, wonach Ihnen der Sinn steht.
Es gibt so viele Möglichkeiten, Sport zu treiben, Sie müssen nur wählen: Radfahren, Wandern, Aquatraining, Tischtennis, Tanzen, Jazzgymnastik, Laufen, Aerobic, Tennis, Schlittschuhlaufen, Inline-Skating, Reiten, Skilaufen ...
Von Vorteil ist es, wenn Sie sich eine Sportart aussuchen, die Sie im Freien ausüben können, denn so tanken Sie gleich viel frische Luft und geben Ihrem Körper ausreichend Vitamin D, das für die Kalziumverwertung, und damit für Ihre Knochen sehr wichtig ist.

Bevor Sie »loslegen«, ist es ratsam, sich von Ihrer Ärztin oder Ihrem Arzt »durchchecken« zu lassen. Das gilt ganz besonders für Frauen, die länger keinen Sport getrieben haben. Es ist wichtig, zu wissen, in welchem Ausmaß Sie sich belasten können. Falls

Sie unter Bluthochdruck, Übergewicht oder Diabetes leiden, ist es sinnvoll, eine/n Sportmediziner/in zu konsultieren, diese/r wird ein speziell auf Sie abgestimmtes Programm erstellen, mit dem Sie optimal starten können.

Ist Ihr Check zu Ihrer Zufriedenheit ausgefallen, können Sie anfangen. Beginnen Sie immer mit einem zehnminütigen Aufwärmtraining. Dadurch stellen Sie Ihre Muskeln auf die kommende Beanspruchung ein und beugen zugleich einem Muskelkater vor. Nehmen Sie sich auch nach dem Training wieder zehn Minuten Zeit für Dehnübungen.

Nach dem Biorhythmus – oder Ihrer inneren Uhr – ist die beste Trainingszeit zwischen 9 und 13 Uhr, hier befinden Sie sich in der Phase Ihres ersten Leistungshochs. Das zweite haben Sie zwischen 16 und 20 Uhr. Studien haben gezeigt: Wer zu diesen Zeiten trainiert, erzielt die besten Ergebnisse. In diesen Phasen sind Herz und Lunge am leistungsfähigsten und der Körper elastisch.

Entscheidend ist, dass Sie regelmäßig Sport treiben. Nur konsequentes Dranbleiben zahlt sich wirklich aus. Daher ist es so wichtig, dass Sie sich eine Sportart aussuchen, die Ihnen auf Dauer Spaß macht. Sportwissenschaftler empfehlen, drei- bis viermal wöchentlich 20 bis 30 Minuten zu trainieren.

Falls Sie unter Arthrose leiden oder Ihnen aus anderen Gründen die meisten Sportarten schwerfallen, eignet sich das *Aquatraining*, auch *Aquafitness* genannt, hervorragend für Sie. Im Wasser fühlen Sie sich federleicht: Sie tragen nur noch ein Fünftel Ihres Gewichtes, was eine enorme Entlastung Ihrer Gelenke bedeutet. Die meisten öffentlichen Schwimmbäder bieten dieses Fitnesstraining im Wasser an.

KAPITEL 12

Entspannen Sie sich

Während Sie Ihren Körper einerseits durch sportliche Aktivität »mobilisieren«, sehnen Sie sich andererseits nach innerer Ruhe und Entspannung – und fragen sich vielleicht, wie Sie dies erreichen können. Zu beantworten ist die Frage relativ einfach: durch Meditation.

Meditation bedeutet Rückzug an einen einsamen Ort. Hier sind Sie für 20, 30 Minuten ganz allein mit sich selbst, halten eine »innere Einkehr«. In verschiedenen Studien hat sich erwiesen, dass die Meditation tief in unseren Stoffwechsel eingreift. Sauerstoffverbrauch, Herzschlag und Blutdruck sinken stark ab. An Hirnstrommessungen ließ sich ablesen, dass die Alphawellen, die nur im wachen Zustand messbar sind, zunehmen. Gleichzeitig treten aber auch Deltawellen auf, die sich sonst nur im Tiefschlaf messen lassen. Die/der Meditierende befindet sich also zugleich in einem hellwachen und in einem tief entspannten Zustand.

»So etwas kann ich nicht«, werden Sie vielleicht sagen. Das glaube ich nicht. Versuchen Sie es, nehmen Sie sich jeden Tag 20 Minuten Zeit dafür. Sperren Sie alles aus, was Sie stören könnte. Kinder, Telefon, Partner/in, Haustiere. Machen Sie die Tür hinter sich zu, setzen Sie sich hin und denken Sie – an nichts. Gestatten Sie sich keinerlei gedankliche Abschweifungen zu Ihrer Arbeit, zu aktuellen Problemen, Geldsorgen oder was auch immer. Wenn Ihnen das gelingt, sind Sie schon mitten in der Meditation – und Sie werden erfrischt, innerlich ruhig und ausgeglichen Ihr Refugium verlassen.

Eine ganz andere Form der Meditation ist Yoga, weil er Körper und Geist mit einbezieht – denn Yoga bedeutet die Vereinigung von beidem. Diese Philosophie, besser gesagt, Lebensphilosophie, stammt aus Indien und ist rund 3500 Jahre alt. In Europa tauchte Yoga in den 1930er Jahren auf, in Form des körperbetonten Hatha-Yoga.

Yoga lernen Sie am besten bei einer/einem erfahrenen Lehrer/in mit medizinischer oder physiotherapeutischer Ausbildung. Sie können es auch allein versuchen, indem Sie nach einer Yoga-Anleitung üben (Literatur: siehe Anhang).

KAPITEL 13

Genießen Sie Ihre neue
Unabhängigkeit

In diesem Abschnitt möchte ich mich an jene Frauen und Mütter wenden, die nicht oder nicht mehr erwerbstätig sind und deren Kinder nun »aus dem Haus« sind. Sie haben nun endlich die Zeit für sich, von der Sie immer geträumt haben. Machen Sie etwas aus dieser neugewonnenen Freiheit. Nehmen Sie diese Phase als das, was sie ist: ein neuer Abschnitt in Ihrem Leben. Versuchen Sie, sich an Ihre Pubertät zu erinnern. Es war eine Zeit des Aufbruchs, der Um- und Neuorientierung, der Suche nach dem »eigenen« Ich, der Abgrenzung von den Eltern ... Es galt, sich selbst zu entdecken, das eigene Geschlecht, das andere Geschlecht, die Sexualität, die eigenen Fähigkeiten und auch die eigenen Grenzen. Man musste seine eigene Persönlichkeit entdecken.

Betrachten Sie das Klimakterium genauso wie die Pubertät: als einen neuen Aufbruch, als Anlass für eine Neuorientierung. Mit dem Unterschied, dass Sie heute niemandem mehr etwas beweisen müssen. Ihre Persönlichkeit ist gereift. Und das verschafft Ihnen Gelassenheit bei allem, was Sie tun. Sie können jetzt aus dem Fundus Ihrer Erfahrungen schöpfen. Wie viele Talente schlummern in Ihnen, ohne dass Sie davon wissen? Seien Sie neugierig und probieren Sie sich aus.

Viele Frauen fühlen sich in dieser neuen Situation, als wären sie in ein »Loch« gefallen. Die Kinder sind aus dem Haus, bestimmte Aufgaben, Termindruck oder die Berufstätigkeit sind weggefallen, plötzlich ist nichts mehr dringend oder eilig. Falls Sie sich ähnlich fühlen und nicht wissen, wo Sie anfangen sollen: Reden Sie mit Ihren Freundinnen, mit anderen Frauen. Holen Sie sich Anregungen für neue Aufgaben und Tätigkeiten. Eine Freundin von mir, sie ist 56, erklärte mir vor kurzem, sie würde jetzt endlich das Klavierspielen lernen. Kinder hat sie zwar nicht, aber sie war berufstätig, und so blieb ihr bisher nie Zeit für sich. Nun wurde sie krankheitsbedingt frühpensioniert. Während ihr Mann arbeitet, kann sie ungestört zu Hause üben, ohne ihm mit ihren noch schrägen Tönen auf die Nerven zu gehen. Eine andere Freundin hat gerade einen kleinen Laden aufgemacht; sie strickt leidenschaftlich gerne und verkauft dort ihre hinreißenden handgestrickten Pullover. Früher haben wir oft zusammen Urlaub gemacht. Ich werde nie vergessen, wie wir zum ersten Mal nach Indien flogen und sie in aller Seelenruhe am Strand, bei 40 Grad im Schatten, ihr Strickzeug auspackte und anfing, mit den Nadeln zu klappern. »Das beruhigt mich«, sagte sie.
Das sind nur zwei Beispiele, mit denen ich auch verdeutlichen will, dass es keine »großen Projekte« sein müssen, wenn man nach neuen Aufgaben Ausschau hält. Niemand erwartet von Ihnen, dass Sie jetzt Ihren »Doktor« machen. Es sei denn, Sie haben dazu Lust. Es liegt in Ihrer Hand, was Sie tun und lassen.

Wichtig ist, dass Sie herausfinden, was Sie gerne tun möchten. Ob Sie länger reisen, endlich Zeit zum Lesen finden, den Dachboden oder Keller aufräumen, Ihre gesammelten Briefe wieder lesen, Fotos ordnen, schreiben, töpfern, malen, stricken, sich sozial engagieren, Sprachen lernen, eine Boutique eröffnen, in Ihren alten Beruf zurückkehren oder Freundschaften intensiver pflegen. Sie haben endlich die Wahl.

Klimakterium und Sexualität

Klimakterium und nachlassende Libido werden häufig in einem Atemzug genannt. Es heißt, dass die weibliche Libido während der Wechseljahre abnimmt. Tritt die Lust der Frauen tatsächlich den Rückzug an? Ich habe mich mit mehreren Frauen über diese Frage unterhalten:

Constanze, 53 Jahre:
»Außer einer trockenen Scheide habe ich überhaupt keine Beschwerden, deshalb wollte ich auch keine Hormone nehmen. Ich wusste nicht so recht, was ich tun soll, denn ich lebe auf dem Land, und wenn ich da einfach in unsere Apotheke gegangen wäre, das wäre mir unangenehm gewesen. Eine Freundin hat mir dann den Tipp mit einer Gleitcreme gegeben und hat mir auch eine besorgt. Das geht prima, und seither macht mir Sex auch wieder Spaß.«

Susanne, 55 Jahre:
»Ich hatte früher schon kein großes Verlangen nach Sex. Und jetzt, seit meiner Menopause habe ich eigentlich überhaupt keine Lust mehr. Meinem Mann macht das nichts aus, und ich muss mir nicht immer irgendwelche Ausreden einfallen lassen.«

Barbara, 51 Jahre:
»Seit ich mich nicht mehr um die Verhütung kümmern muss,

kann ich Sex richtig genießen. Es ist ein ganz befreites Gefühl.
Und wir legen heute mehr Wert auf Zärtlichkeit als auf den
Akt an sich. Mein Mann ist ja auch nicht mehr der Jüngste und
braucht heute mehr Zeit als früher, um eine Erektion zu be-
kommen.«

Allein diese drei Beispiele zeigen bereits, wie unterschiedlich
Frauen ihre Sexualität während der Wechseljahre erleben. Es
kann auch nicht behauptet werden, die weibliche Libido nehme
im Klimakterium grundsätzlich ab. Die Klagen mancher Frauen
über körperliche Beschwerden beim Geschlechtsverkehr rühren
schlicht und einfach daher, dass eine trockene Scheide, die sogenannte *vaginale Atrophie*, bei Berührung Schmerzen verursacht. Dass die Lust dabei auf der Strecke bleibt, ist nicht
weiter verwunderlich. Doch sobald Frauen etwas dagegen unternehmen, erleben sie auch ihre Lust wieder ungetrübt – wie
das Beispiel von Constanze zeigt.

Sexualität und Klimakterium schließen sich also keineswegs
gegenseitig aus. Außerdem muss das Sexualleben keineswegs
ausschließlich auf den Geschlechtsverkehr fixiert sein, wie Barbara es schildert. So findet sexuelles Erleben auch statt, wenn
Frauen keinen Partner mehr haben oder alleine leben:

Alida, 50 Jahre:
»Mein Mann ist vor fünf Jahren gestorben. Am Anfang hatte ich
so mit meiner Trauer zu kämpfen, dass mir Lustgefühle über-
haupt nicht in den Sinn kamen. Erst mit der Zeit begann mein
Körper sich wieder zu regen. Ich masturbiere regelmäßig, denn
ein neuer Partner kommt für mich nicht mehr in Betracht.«

Hemmschuhe für entspannten Geschlechtsverkehr in den Wechseljahren sind zweifellos körperliche Gründe wie eine trockene

Scheide, nächtliche Hitzewallungen, Schweißausbrüche. Denn schweißgebadet Liebe zu machen, ist sicherlich nicht sehr erotisierend. Doch gegen diese drei Symptome können Sie etwas unternehmen – wählen Sie aus den vielen alternativen Therapiemöglichkeiten, die ich Ihnen in diesem Buch vorgeschlagen habe.

Außerdem ist zu beachten, dass bestimmte Medikamente die Lust erheblich einschränken können. Blutdrucksenkende Mittel, Antidepressiva, Beruhigungs- und Schmerzmittel bringen unweigerlich einen Libidoverlust mit sich. Auch Koffein, Alkohol und Nikotin haben einen negativen Einfluss auf das Liebesleben. Bei Letzterem haben Sie es in der Hand, ob Sie auf solche Genussmittel zugunsten der Liebe verzichten wollen. Hinsichtlich der Medikamente beratschlagen Sie sich am besten mit Ihrer Ärztin oder Ihrem Arzt.

Zum Einfluss der Hormone: Wir wissen ja, dass die Östrogenbildung nach und nach abnimmt und der Einfluss des männlichen Hormons Testosteron wächst. Je nachdem, wie groß oder wie klein der Einfluss des männlichen Hormons ist, steigt oder fällt die Libido. So kann es durchaus sein, dass Frauen, die einen relativ hohen Testosteronspiegel haben – Sie erinnern sich an den verstärkten Haarwuchs –, eine gesteigerte Libido verspüren. Und umgekehrt kann bei geringem Testosteroneinfluss die Libido sinken. Schließlich kommt auch das Lustempfinden des Mannes hinzu. Wie Barbara es so treffend ausgedrückt hat, sind die Partner in dieser Lebensphase »auch nicht mehr die Jüngsten«. Während bei Frauen der Östrogenspiegel sinkt, fällt bei Männern das Testosteron und die Östrogene gewinnen mehr an Gewicht. Dies bewirkt zum Beispiel, dass sich die Erektion beim Mann erst nach einer längeren Anlaufphase einstellt – und das ist in diesem Alter völlig normal.

Sie und Ihr Partner/Ihre Partnerin sollten nichts erzwingen oder gar »Höchstleistungen« von sich erwarten. Wenn es heute nicht »funktioniert«, dann eben morgen – oder übermorgen. Setzen Sie sich nicht gegenseitig unter Druck. Der Austausch von Zärtlichkeiten oder einfach nur miteinander zu kuscheln, ist ebenso schön und wichtig. Hauptsache ist, dass Sie mit Ihrem Sexualleben zufrieden sind.

Verhütung

Viele Frauen sind sich nicht ganz sicher, wann sie mit der Verhütung aufhören können. Es ist empfehlenswert, nach der Menopause noch etwa ein Jahr lang zu verhüten, um eine ungewollte Schwangerschaft mit Sicherheit auszuschließen. Es handelt sich um das berühmte »eine Jahr«, das Sie nach der letzten Blutung verstreichen lassen müssen, denn nur so können Sie definitiv feststellen, dass diese Blutung wirklich die Menopause war. Geeignete Verhütungsmittel sind die Spirale, das Kondom und das Scheidendiaphragma in Kombination mit Schaumpräparaten. In Frage kommt auch die Sterilisation für die Frau oder den Mann, wobei dieser Eingriff bei Männern unkomplizierter ist. Lassen Sie sich dazu von Ihrer Ärztin oder Ihrem Arzt beraten. Die Antibabypille sollten Sie nach dem 40. Lebensjahr möglichst nicht mehr einnehmen. Manche Ärztinnen/Ärzte raten sogar, die Pille bereits im Alter von 35 Jahren abzusetzen, um das leider sehr große Risiko von Herzinfarkten und Schlaganfällen zu vermeiden. Frauen mit Risikofaktoren wie Rauchen, Thrombosen, Übergewicht, Diabetes, Bluthochdruck, Leber- und Gallenblasenerkrankungen sollten aus gesundheitlichen Gründen unbedingt auf die hormonelle Verhütung verzichten.

Zum Schluss

Es gibt einen Spruch, den ich Ihnen in abgewandelter Form mit auf den Weg geben möchte. Sie kennen ihn bestimmt: »Männer kommen in die besten Jahre, Frauen ins Klimakterium.« Machen Sie es ausnahmsweise den Männern nach und kommen auch Sie in die besten Jahre. Die Wechseljahre sind nicht der Anfang vom Ende, sondern der Anfang von etwas Neuem. Und wie ich schon schrieb, erlebt jede Frau diese Phase anders. Gehen Sie Ihren Weg, ohne sich beirren zu lassen. Ändern Sie Ihre Richtung, wenn Sie merken, dass Sie einen falschen Weg eingeschlagen haben. Dies gilt sowohl für eine medizinische Therapie als auch für jede andere Entscheidung. Holen Sie sich Anregungen, lassen Sie sich beraten, aber lassen Sie nicht andere über sich bestimmen. Denn niemand kennt Sie besser als Sie sich selbst. Sie alleine sind es, die darüber entscheiden kann, ob und inwieweit irgendwelche Beschwerden Ihre Lebensqualität beeinträchtigen und ob Sie der Meinung sind, dass eine medikamentöse Behandlung erforderlich ist. Da die Wechseljahre nicht nur eine körperliche Veränderung bewirken, sondern sich häufig die gesamte Lebenssituation ändert, ist ein Gespräch mit dem Partner oder der Partnerin, der Familie, der Freundin oder Kollegin oft hilfreicher als jede Pille.
Ich wünsche Ihnen für die besten Jahre Ihres Lebens alles Gute!

Anhang

Glossar

Androgene	Sammelbegriff für die männlichen Sexual-hormone, das wichtigste ist das Testoste-ron. Die Androgene werden bei Frauen u.a. in der Nebennierenrinde gebildet.
Atrophie	Rückbildungserscheinung an Geweben oder Organen, die durch Mangelernährung, Min-derdurchblutung, natürliche Alterung oder mangelnden Gebrauch verursacht wird.
Drüsen, Endokrine	Hormonproduzierende Drüsen, die ihr Sekret in das Blut oder in die Lymphe abgeben. Zu den hormonproduzierenden Drüsen gehören beispielsweise die Hypophyse, die Schilddrüse, die Nebenniere, die Eierstöcke und die Hoden.
Eierstöcke	Ovarien, weibliche Keimdrüsen, in denen die weiblichen Geschlechtshormone Östro-gen und Progesteron hergestellt werden.
Eisprung	Ovulation. Dabei wird die reife Eizelle aus-gestoßen. Die Ovulation stellt den Zeitpunkt der maximalen Empfängnisfähigkeit dar.
Endorphine	Körpereigene Hormone, die gerne als »Glückshormone« bezeichnet werden. Sie

	wirken darüber hinaus schmerzstillend und regulieren u. a. die Körperwärme. Sie werden in der Hypophyse gebildet.
Follikel	Eibläschen mit Eizelle. Schon bei der Geburt sind rund 400 000 Follikel in den Eierstöcken vorhanden.
Gelbkörper	Corpus luteum genannt. Er wird in einem Teil der gesprungenen Eizelle gebildet und stellt seinerseits das Gelbkörperhormon Progesteron her.
Gestagene	Synthetische Hormone, die dem körpereigenen Gelbkörperhormon Progesteron ähneln.
Gonaden	Geschlechts- oder Keimdrüsen, zu denen die Eierstöcke und Hoden gehören.
Hormone	Substanzen, die der Körper selbst produziert. Über die Blut- oder Lymphbahn gelangen sie zu ihren Zielorganen, wo sie Vorgänge steuern oder auslösen. Die wichtigsten Hormonproduzenten sind neben dem Hypothalamus und der Hypophyse die Nebenschilddrüse und Schilddrüse, die Inselzellen der Bauchspeicheldrüse, die Nebennieren, die Eierstöcke und die Hoden. In den Eierstöcken werden wichtige weibliche Geschlechtshormone gebildet. Das männliche Pendant, das Hormon Testosteron, wird in den Hoden produziert.

Hormon, Adrenocorticotropes (ACTH) ACTH wird im Hypophysenvorderlappen gebildet und regt die Nebennierenrinde zur Ausschüttung des Hormons Kortisol an.

Hormon, Follikelstimulierendes (FSH) Das FSH wirkt auf

die Gonaden, die Geschlechts- oder Keimdrüsen, und regt bei der Frau die Östrogenbildung an. Beim Mann sorgt FSH für die
Entwicklung der Spermien.

Hormon, Luteisierendes (LH)   LH wirkt auf die Gonaden, die
Keimdrüsen, unterstützt bei der Frau die
Eireifung, den Eisprung und die Bildung
des Gelbkörpers. Beim Mann fördert es die
Spermienreifung und erhöht die Ausschüt-
tung von Testosteron.

Hormon, Melanozytenstimulierendes (MSH)   Hormon, das
Pigmente zur Hautfärbung anregt.

Humanes Choriongonadotropin (HCG)   Weibliches Schwan-
gerschaftshormon, das gebildet wird,
sobald sich eine befruchtete Eizelle in der
Gebärmutter eingenistet hat.

Hypophyse   Hirnanhangsdrüse. Sie liegt direkt unter
dem Hypothalamus und ist etwa erbsen-
groß. Die Hirnanhangsdrüse gibt ihre
Hormone (z.B. ACTH, Endorphine, FSH und
LH) direkt in das Blut ab.

Hypothalamus   Das wichtigste Zentrum im Zwischenhirn,
etwa so groß wie ein Kirschkern. Er regelt
unter anderem unseren Schlaf, das Sexualleben und beeinflusst unsere Gefühlswelt,
außerdem ist er der große Hormonkoor-
dinator. Er bildet das Gonadotropin Releas-
ing Hormon (GRH), das wiederum dafür
sorgt, dass in der Hypophyse die Hormone
FSH und LH freigesetzt werden.

Hysterektomie   Entfernung der Gebärmutter.

Inkontinenz   Unvermögen, Urin willkürlich in der Blase
zurückzuhalten.

Klimakterium (Wechseljahre) In dieser Zeit lässt die Hormonproduktion und damit die Fruchtbarkeit der Frau langsam nach. Es gibt drei Begriffe, die im Zusammenhang mit dem Klimakterium auftreten und verschiedene Phasen darstellen: Prämenopause, Perimenopause und Postmenopause (siehe S. 53).

Kontraindikationen (Gegenanzeigen) Gründe, die gegen die Anwendung einer Arznei oder einer medizinischen Maßnahme sprechen.

Libido Sexualtrieb.

Menarche Erste Regelblutung.

Menopause Letzte Regelblutung.

Menstruationszyklus Kreislauf, der die Zeitspanne zwischen dem ersten Tag der Regelblutung und dem letzten Tag vor der nächsten Menstruation umfasst.

Nervensystem, vegetatives Dieses System regelt die Vitalfunktionen des Körpers und ist willentlich nicht zu beeinflussen.

Oxytocin Hormon, das die Kontraktion der Gebärmuttermuskeln veranlasst.

Osteodensitometrie Röntgenologisches Untersuchungsverfahren zur Bestimmung der Knochendichte.

Osteoporose Knochenschwund.

Prämenstruelles Syndrom (PMS) Die »Tage vor den Tagen«, ein Sammelbegriff für vielfältige Beschwerden (z.B. Unterleibschmerzen, Kopfschmerzen, Ödeme, Stimmungstief, Reizbarkeit, Verwirrtheit), die bei vielen Frauen acht oder auch weniger Tage vor der Menstruation auftreten können.

Prämenopause	Viele Ärztinnen und Ärzte meinen damit die erste Phase des Klimakteriums, die etwa ab dem 40. Lebensjahr beginnt. Andere wiederum bezeichnen damit den gesamten Zeitraum der Fruchtbarkeit, in denen unser Zyklus mehr oder weniger regelmäßig verläuft, beginnend mit der Menarche.
Perimenopause	Diese umfasst den Zeitraum vor und nach der Menopause, in etwa zwei Jahre davor und zwei Jahre danach. Die Perimenopause kann sich vom 50. bis zum 55. Lebensjahr erstrecken.
Postmenopause	Ist die Menopause, also die letzte Blutung eingetreten, folgt die Postmenopause. Diese Phase dauert ungefähr bis zum 65. Lebensjahr. Darauf folgt das sogenannte »Senium«, das Alter.
Prolaktin	Regt das Wachstum der Brustdrüsen an und fördert die Produktion der Milch in den Brustdrüsen.
Substitution	Medikamentöser Ersatz eines dem Organismus fehlenden Stoffes.
Testosteron	Das wichtigste männliche Geschlechtshormon, das in den Hoden gebildet wird. Es gehört zur Gruppe der Androgene. Auch bei Frauen wird Testosteron gebildet. Es steigert ihre Libido.
Thrombose	Bildung eines Blutgerinnsels (Thrombus, Blutpfropf) in den Blutgefäßen (Arterien oder Venen). Je nach Lage der Blockade kann es zu Lungenembolie, Herz- oder Hirninfarkt kommen.

Quellenhinweise

Albright E, Bloomberg E., Smith PH: »Post-menopausal osteoporosis.«
In: *Trans Assoc Am Physician* 1940; 4:298

ärztezeitung, Februar 2002

Bartl, Reiner: *Osteoporose. Erfolgreich vorbeugen, gezielt behandeln.*
München: Südwest Verlag 2002

Beckermann, Dr. Maria J.: »Irrungen und Wirrungen«, *Schweizer Medizin Forum* Nr. 5, Januar 2001

Blech, Jörg: *Die Krankheitserfinder.* Frankfurt am Main: Fischer Verlag 2003.

Deutsche Gesellschaft für Ernährung (DGE): Referenzwerte für die Nährstoffzufuhr, Frankfurt 2000

Greiser, Eberhard/Günther Niemeyer/Schmacke: *Weibliche Hormone – Ein Leben lang. Mehr Schaden als Nutzen?* Studie von WIdO (Wissenschaftliches Institut der AOK) und Bremer Institut für Präventionsforschung und Sozialmedizin, Bonn, Dez. 2000

Journal of the American Medical Association (JAMA) 1999.
S. 2290–2299

Journal of the American Medical Association (JAMA) 2002.
S. 288, 321–333

Lancet 2003. S. 362, 419–427

Love, Dr. Susan: *Das Hormonbuch. Was Frauen in den Wechseljahren wissen sollten.* Frankfurt am Main: Fischer Verlag 1999

Manson, J. E. et al.: »Women's Health Initiative Investigators. Estrogen plus progestin and the risk of coronary heart disease.« In: *Journal Medicine* 349 (2003), S. 523–534

Medical Journal, Bd. 325, S. 932

Minker, Margaret: *Hormone und Psyche.* München: dtv 1996 »Monitor«-Sendung der ARD, Filmbericht über Osteoporose vom 7. 8. 2003

Nimtz-Köster, Renate: »Die große Hormon-Blamage«, in: *Der Spiegel* Nr. 30 (2001) vom 23. Juli 2001

Pharma-Brief, 2/2003

Schönhöfer, Peter S.: *arznei-telegramm* vom 25. 8. 2003

Wilson, Dr. Robert A.: *Die vollkommene Frau. Keine kritischen Jahre mehr. Östrogen: Geschenk der Wissenschaft.* München: Kindler 1966 (Orig.: *Feminine Forever.* Aus d. Amerikanischen von Dr. E. H. G. Lutz)

Wilson, Ron: Interview in *The Star-Ledger*, 13. Juli 2002

Literatur

Allgemeines:

Blech, Jörg: *Die Krankheitserfinder.* Frankfurt am Main: Fischer Verlag 2003.

Löhr, Jörg/Spitzbart, Dr. Michael/Pramann, Ulrich: *Mehr Energie fürs Leben.* München: Südwest Verlag 2000.

Alternative Therapien und Heilmethoden:

Berufsverband der Yogalehrenden (BDY): *Der Weg des Yoga. Handbuch.* Petersberg: Via Nova Verlag 1997.

Boksch, Manfred: *Das praktische Buch der Heilpflanzen.* München: BLV Verlag 1996.

Chaitow, Leon: *Wassertherapie zu Hause. Kur-Anwendungen für Gesundheit und Schönheit.* München: Econ Taschenbuch Verlag 1995.

Hempen, Dr. Carl-Hermann: *dtv-Atlas zur Akupunktur.* München: dtv 1995.

Hoffmann, David: *Das Findhorn-Kräuterheilbuch.* München: Heyne Verlag 1992.

Hoffmann, Dr. Bernt: *Handbuch Autogenes Training.* München: dtv 2000.

Kreuter, Josef Heinrich P: *Die sanfte Art des Heilens – Homöopathie.* Niedernhausen: Falken Verlag 1992.

Lalvani, Vimla: *Yoga – Mit Schritt-für-Schritt-Anleitungen.* Augsburg: Weltbild Verlag 1997.

Trökes, Anna: *Das große Yogabuch.* München: Gräfe und Unzer 2000.

Hormone/Wechseljahre:

Jahn, Ingeborg (Hg.): *Wechseljahre multidisziplinär: Was wollen Frauen – was brauchen Frauen.* St. Augustin: Asgard-Verlag 2004.

Love, Dr. Susan: *Das Hormonbuch.* Frankfurt am Main: Fischer Verlag 1999.

Minker, Margaret: *Hormone und Psyche.* München: dtv 1996.

Nissim, Rina: *Wechseljahre, Wechselzeit. Ein naturheilkundliches Handbuch* 3. überarb. Aufl., Berlin: Orlanda Verlag 1999.

Perry, Susan/O'Hanlan, Katherine: *Menopause.* Frankfurt am Main: Fischer Verlag 1993.

Kochbücher/Ernährung:

Hamm, Prof. Dr. Michael: *Knaurs Handbuch Ernährung.* München: Droemersche Verlagsanstalt 2003.

Liew, Lana: *The Natural Estrogen Diet & Recipe Book.* Alameda, Kalifornien: Hunter House Publishers 2003.

Shandler, Nina: *Estrogen: The Natural Way. Over 250 Easy and Delicious Recipes for Menopause.* New York: Random House 1998.

Internetadressen

Gesundheit allgemein

- Arbeitskreis Frauengesundheit   www.akf-info.de
- Bremer Institut für Prä-
  ventionsforschung und
  Sozialmedizin (BIPS)   www.bips.uni-bremen.de
- Bundesinstitut für Arznei-
  mittel- und Medizin-
  produkte (BfArM)   www.bfarm.de
- Dachverband der Frauen-
  gesundheitszentren   www.frauengesundheitszentren.de
- Institut für Arzneimittel-
  information   www.arznei-telegramm.de
- Internationales Zentrum
  für Frauengesundheit   www.izfg.de
- Journal of the American
  Medical Association   www.jama.com
- Lasikverfahren gegen
  Kurzsichtigkeit   www.freevis.de
- Wissenschaftliches Institut
  der AOK   www.wido.de
- Yoga   www.yoga.de
     www.iyengar-yoga.de

Tierschutzorganisationen

- www.peta.de/kampagnen/presomen
- www.tierschutzbund.de
- www.vgt.ch/vn/0002/stuten-2.htm

- www.tierrechte.de
- www.vierpfoten.de
- www.wspa.de

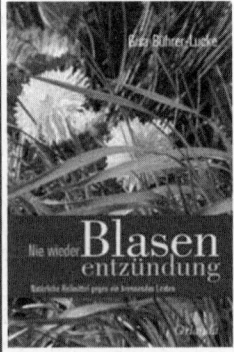
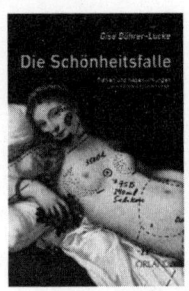
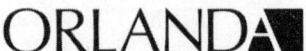